Barbara Kerkhoff
Anne Halbach

Biografisches Arbeiten

Beispiele für die praktische Umsetzung

VINCENTZ VERLAG

Bibliografische Information der Deutschen Nationalbibliothek

Die Deutsche Nationalbibliothek verzeichnet diese Publikation in der Deutschen Nationalbibliografie; detaillierte bibliografische Daten sind im Internet über http://dnb.d-nb.de abrufbar.

Besuchen Sie uns im Internet: www.altenpflege. vincentz.net

Druck: BWH GmbH, Hannover
Gestaltung und Layout: Nicole Unger, Hannover
Titelfoto: Werner Krüper

ISBN 3-87870-655-3
978-3-87870-655-7

Inhalt

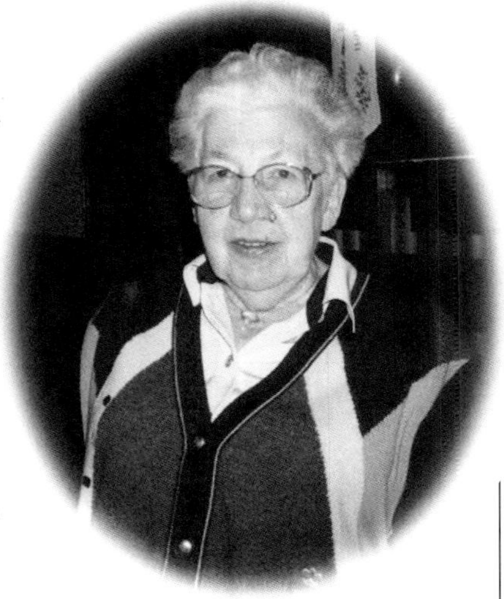

Dieses Buch widme ich einer
Tante unserer Großfamilie:
Else Quabeck, geb.1913, die
durch ihre biografisch geprägte
Lebensgestaltung vorlebt,
wie Gegenwartsbewältigung und
hoffnungsvolle Zukunftsorientie-
rung aussehen können.

Barbara Kerkhoff

Barbara Kerkhoff

Vorwort

*„Ich kann die Falten, die das Leben schrieb, viel besser lesen,
wenn ich die Biografie des älteren Menschen
kenne und verstehe."*

Schülerin eines Fachseminars für Altenpflege

Jede Lebensgeschichte, jede Biografie, ist so einzigartig und so unverwechselbar, wie es ein jeder Mensch ist. Die Beschäftigung mit der Lebensgeschichte dient dem Kennenlernen und Verstehen des Menschen und ist unverzichtbarer Bestandteil der Lebensbegleitung älterer Menschen. Wenn sich der ältere Mensch mit seiner eigenen Lebensgeschichte beschäftigt, ist das immer ein Erinnern, also ein aktives Gedächtnistraining. Gedächtnistraining in vielfältiger Form und Biografiearbeit haben längst Eingang gefunden in die tägliche Arbeit in der Altenpflege und in Fortbildungsveranstaltungen der Erwachsenenbildung. In langjähriger Erfahrung in der Arbeit mit älteren Menschen entstand schließlich die Idee, Biografiearbeit und Gedächtnistraining miteinander zu verbinden und diese gezielt in Altenarbeit und Altenpflege einzusetzen.

Dieses Buch will alle, die ein Stück des Weges gemeinsam mit älteren Menschen gehen, ermuntern, sich auf Biografiearbeit einzulassen und dabei die Erfahrung zu machen, dass Biografiearbeit mit gedächtnisstärkenden Angeboten ein erfolgreicher Schlüssel zur Begleitung älterer Menschen.

Stellen Sie sich eine Gruppe älterer Erwachsener vor: Gesprächsgruppe, Seniorenkreis, Bewohner eines Pflegeheims, Gedächtnistrainingsgruppe oder auch eine Gruppe Schüler und Schülerinnen, die sich auf die Altenpflege vorbereitet.

Beispiel

Anleitung: Die Teilnehmer werden aufgefordert, sich ein wenig Zeit zu nehmen, um in ihrem Gedächtnis zu kramen. Sie sollen sich an die Zeit erinnern, in der sie so zwischen fünf und zehn Jahre alt waren.
„Gesucht wird eine Person, die in Ihrem Leben eine nachhaltige Bedeutung hat; eine Person, die leuchtet. Es kann sich um einen einmaligen Kontakt handeln oder aber auch um eine längerfristige Begegnung."

Die Teilnehmer werden nun aufgefordert, von dieser Begegnung zu erzählen. (Diese Mitteilungen sind absolut freiwillig). Es folgt der Hinweis, dass überlegt werden kann, warum diese Begegnung so wichtig war.

Weitere Beispiele

Eine 61-jährige Frau erzählt: *„Als erste Person, die mir aus meiner Kindheit wichtig ist, fällt mir mein Großvater ein. Er hat in mir die Liebe zur Natur geweckt. Ich durfte in seinem Garten helfen, er erklärte mir die Blumen und Pflanzen; ich habe auch gute Erinnerungen an Waldspaziergänge, bei denen er mir die Natur in ihrer Vielfalt näherbrachte. Ganz tief eingepflanzt ist die Achtung vor der Schöpfung. Ich glaube, dass meine Liebe zum Garten von daher stammt. Jetzt, nachdem die Kinder aus dem Haus sind, möchte ich mich engagieren; ich denke schon öfter daran, bei einer Organisation mitzuarbeiten, die auf Naturschutz achtet."*

An diesem Beispiel wird deutlich, dass gedächtnisstärkende, biografische Interventionen zur Selbstreflexion und zu Zukunftsperspektiven führen können.

Eine Altenpflegeschülerin berichtet: *„Auf meinem Weg zur Praktikumsstelle sammelte ich einige Kastanien. Ich schenkte sie einer Heimbewohnerin. Automatisch ließen wir die Kastanien in unseren Händen hin und her wandern. Eine gute Fingerübung. Bewohnerin: „So schön, glatt und glänzend." Während ich mit der Pflege beschäftigt war, gaben wir uns gegenseitig Anregungen, die uns zu immer neuen „Kastanienerinnerungen" verhalfen."*

Die Kammern des Langzeitgedächtnisses schienen geöffnet, es genügte ein kleiner Anstoß. Die Begleiterin verstand es durch ihr Interesse, die Bewohnerin zum Erinnern und Erzählen anzuregen. Dabei werden nicht nur die Denkflexibilität und die Wortfindung gefördert, sondern der ganzheitliche Aspekt des Gedächtnistrainings, der Bewegung, Kommunikation und emotionale Begegnung miteinschließt, findet Berücksichtigung.

Dozentinnen und Dozenten in der Aus-, Fort- und Weiterbildung, Schülerinnen und Schüler von Fachseminaren für Altenpflege und von Krankenpflegeschulen, Kursleiterinnen und Kursleiter der Erwachsenenbildung, pflegende und betreuende Angehörige und andere an der Arbeit mit älteren Menschen Interessierte finden in diesem Buch entsprechendes Basiswissen und zahlreiche Anregungungen aus der Praxis, die ohne großen Aufwand umgesetzt werden können.

Das Buch gliedert sich in einen theoretischen Teil zu Biografiearbeit und Gedächtnistraining und in eine Fundgrube mit biografieorientierten Erlebnisstunden.

In einem dritten Teil wird eine Unterrichtsreihe für Fachseminare für Altenpflege und für Krankenpflegeschulen vorgestellt, die von Lehrkräften als Unterrichtsanregung verwendet, aber auch von Schülerinnen und Schülern und angehenden Gedächtnistrainerinnen und Gedächtnistrainern als Grundlage für ein Selbststudium genutzt werden kann.

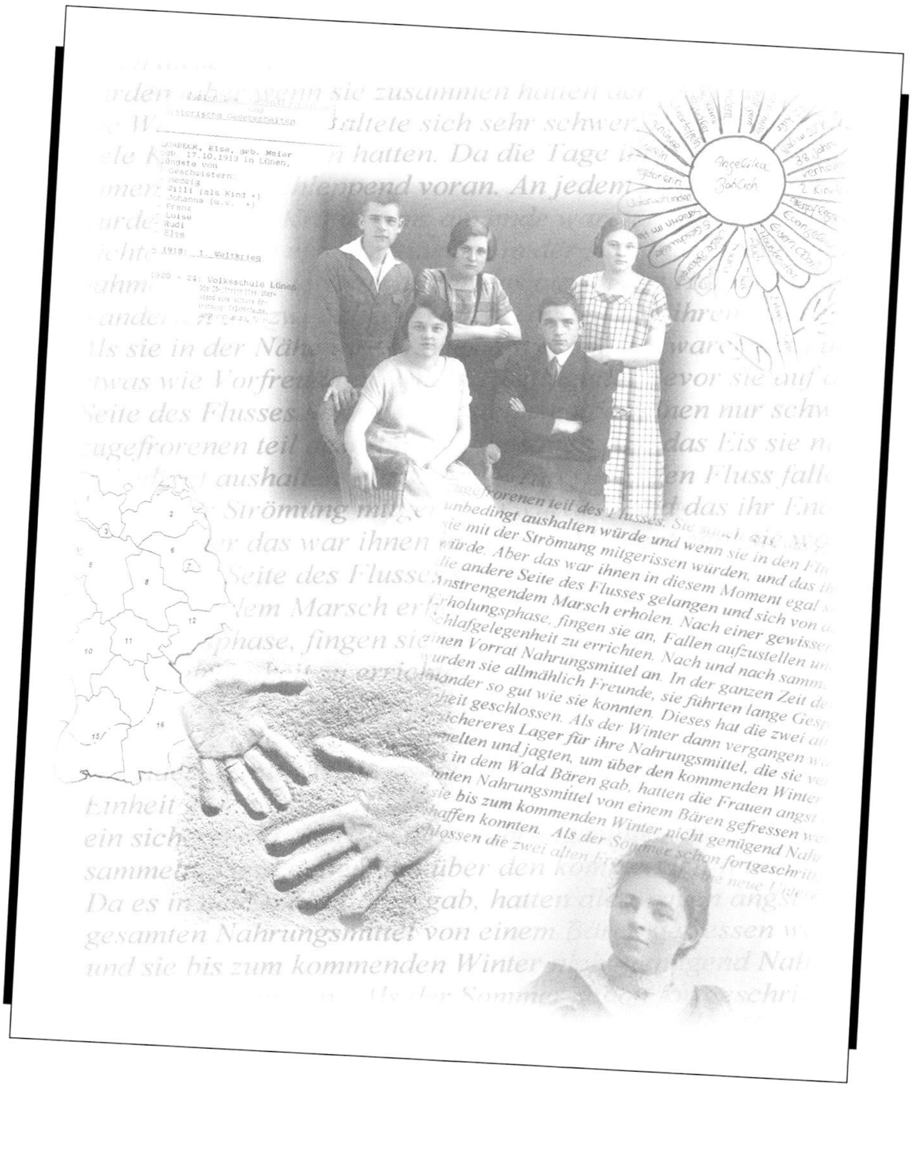

Biografiearbeit – Grundlagen in acht Bausteinen

Dieser Theorieteil setzt sich aus einer *„Bausteinsammlung"* zusammen, die von Baustein zu Baustein dazu führt, immer etwas mehr über das Thema *„Biografiearbeit"* zu erfahren.
Jeder Baustein ist in sich abgeschlossen .
Die einzelnen Bausteine können z. B. im Unterricht bei AltenpflegerInnen als Referate „verteilt" werden oder vertiefend zu den einzelnen Bereichen eingesetzt werden.

Die einzelnen Bausteine sind:

1. Biografie ist mehr als Lebenslauf
   – *Die Innenseite und Außenseite*
2. Definition und Erläuterungen
   – *Bei Fachleuten nachgeschlagen: Biografie*
3. Biografische Einflüsse auf den Prozess des Alterns
   – *Wie wir gelebt haben, so altern wir*
4. Biografische Orientierung bei Belastungen
   – *Belastungen und Krisen beim Alternsprozess*
5. Intergenerative Erinnerungsarbeit
   – *Lebendige Verbindung zwischen Jung und Alt*
6. Geschlechtsspezifische Betrachtungen
   – *Was erzählen weibliche und männliche Biografien?*
7. Biografieorientierte Intervention
   – *Wohlbefinden im höheren Lebensalter*
8. Biografisch geprägter Umgang
   – *Chance zur Hinführung einer wertschätzenden Haltung*

1. Biografie ist mehr als Lebenslauf

Die Innenseite und Außenseite

„Am interessantesten ist die Innenseite der Außenseite“

Jean Genet

Wer sich in unserem Kulturkreis um eine neue Stelle bewirbt, reicht seinen Lebenslauf ein. Durch die Auflistung von Jahreszahlen erfährt der andere, wann und wo die Person geboren wurde; erfährt, wann die Einschulung war, und erhält Informationen über den beruflichen Werdegang. So entsteht ein Eindruck über die „äußere“ Situation eines Menschen.

Als äußere Seite wird die möglichst objektive Beschreibung von Ereignissen und Entwicklungen in Bezug zur Kultur, Gesellschaft und Geschichte gesehen. Denn obwohl jede Lebensgeschichte einmalig ist, ist sie verbunden mit der jeweiligen Zeit, dem persönlichen Umfeld und mit den politischen Gegebenheiten. Zeit, Biographie, Lebenslauf, (Kruse, 2000, Zeitschrift für Gerontologie und Geriatrie, 33/1, Darmstadt, Steinkopff).
Wenn jemand den Lebenslauf aus seiner persönlichen Sicht schildert, bilden die objektiven Daten den äußeren Rahmen.

Die persönlich bedeutsamen Stationen bilden die Biografie. *Zur Biografie gehört demnach eine Innenseite, die darüber Auskunft gibt, wie dieser Mensch die verschiedenen Lebensereignisse wahrgenommen hat, wie er sie bewertet und in seinem Leben einordnet* (Kauffeldt, Silvia, 1994, Psychologische Grundlagen in der Altenarbeit, Bonn, Dümmler).

Der erste Schultag wird z. B. für jeden anders verlaufen sein. Für den einen war es ein kaum zu erwartendes Ereignis, dem man entgegenfieberte, für den anderen bedeutete es ein ängstliches Loslassen von „Mutters Rockzipfel“.

Sicherlich gab es zu jeder Zeit andere Einschulungsriten, in der Kriegszeit andere als in der Nachkriegszeit. Aber in der Erinnerung leben darüber hinaus die ganz persönlichen Geschichten. So kann für den einen die Kriegsschulzeit eine Fülle von bedrückenden Erinnerungen bergen: fehlende Schuhe, Hunger, kaum Schreibuntensilien, während bei dem anderen diese äußeren Bedingungen in den Hintergrund treten, weil die leuchtende Persönlichkeit des Lehrers in ihrer Korrektheit und Güte in der Erinnerung vorherrschend ist.

Um die „Außen- und Innenseite" anschaulich zu machen, gibt das Buch in seinem dritten Teil „Unterrichtsreihe Biografiearbeit" eine Anleitung zur grafischen Darstellung von Biografien

- durch ein „Situationsporträt" (s. Seite 70), eine bildlich dargestellte Momentaufnahme, eines älteren Menschen,
- durch ein „biografisches Porträt"(s. Seite 72), in dem historische Daten, Lebenslaufereignisse und die persönliche Interpretation der Geschehnisse anschaulich beschrieben werden.

Biografiearbeit beginnt dann, wenn man auf den älteren Erwachsenen neugierig wird:

Tipp

- Wer ist dieser Mensch?
- Wie war sein Lebenslauf?
- Was weiß ich von seiner augenblicklichen Situation?
- Was erzählt er mir von seinen Lebenserfahrungen, seinen Höhen und Tiefen im Lebensverlauf?
- Gibt es Ereignisse, die ihn in besonderer Weise berührt haben und die seinem Leben eine Richtung gegeben haben?

■

Das Leben schreibt viele Geschichten!

2. Definitionen und Erläuterungen

Bei Fachleuten nachgeschlagen: Biografie

Um ein Wort verstehen zu können und den Inhalt besser zu erkennen, hilft das Nachschlagen in einem Lexikon.

Bei *Biographie* steht dort als Erklärung und „Übersetzung": *Lebensbeschreibung.*

In der Fachliteratur finden sich Begriffe wie:

Definition

Autobiographie:	der persönliche Bericht einer individuellen Lebensgeschichte
Reminiscence:	Rückerinnerung: Erinnern an Lebensereignisse oder Gefühle
Life Review:	Lebensrückblick: bewusste Sammlung von Ereignissen und Gefühlen einer spezifischen Lebensgeschichte.
	Methoden: – die (chronologische) Befragung zu Themen wie Kindheit/Jugend, – Bearbeitung eines bestimmten Themas, z. B: Mein Umgang mit Geld oder meine Einstellung zur Gesundheit, gab es dazu Veränderungen im Laufe meines Lebens?

Erinnerungsarbeit aus gerontopsychologischer Sicht versucht in erster Linie, die eigenen Erlebnisse alter Menschen gewinnbringend für deren gegenwärtige und zukünftige Existenz zu nutzen.

Die *oral-history* verfolgt ein erweitertes Ziel.

Definition

oral history: erzählte Geschichte: Angeregt aus geschichtswissenschaftlicher Perspektive hat sie das Ziel, geschichtlich gesichertes Wissen durch originale, mündliche Historie zu ergänzen.

Diese Übersetzungen der Fachbegriffe reichen jedoch nicht aus, um all das auszudrücken, was mit Biografie und Biografiearbeit, Biografieorientierung und Erinnerungsarbeit gemeint sein kann.

Hier sollen nun Fachleute aus Psychologie, Soziologie und Geragogik zu Wort kommen, die aus ihrer Sichtweise Biografie beschreiben.

Definition

Erinnerungsarbeit: eine spontane oder angeleitete Verarbeitung von Lebenserinnerungen und Lebenserfahrungen.

Was es nicht ist:	Was es ist:
ein Bericht nur über die Vergangenheit	eine Verbindung der Vergangenheit, der Gegenwart und der Zukunft
nur für ältere Menschen geeignet	für alle Altersgruppen geeignet
eine Therapie	wirkt therapeutisch

Erinnerungsarbeit: Erinnerungsarbeit besteht darin, Ereignisse aus dem Gedächtnis zu rekonstruieren, um dieses Material durch Erklären und Bewerten zu bearbeiten (R. Lohmann, G. Heuft: Gerontologie / Geriatrie, 28. Steinkopff, 1995).

Biografiearbeit ist die Einbeziehung der Vergangenheit in die augenblickliche Gegenwart und mögliche Zukunft.

Erinnerungsarbeit

Vergangenheit ↔ Gegenwart ↔ Zukunft

Wer sich beruflich auf die Arbeit mit alten Menschen einlässt, muss sich klar werden, dass sich fremde Menschen begegnen, die voneinander abhängig sind. Um Verständnis für den alten Menschen zu entwickeln, sein Verhalten und sein Erleben zu verstehen, muss die begleitende Person seine Lebensgeschichte kennen. Auch gründliche Kenntnisse der Geschichte sind erforderlich, da die persönliche Lebensgeschichte immer im Zusammenhang mit ihrem sozialen Umfeld und im historischen Kontext zu sehen ist. Dabei beachtet Stracke-Mertes (Altenpflege,1994, Nr. 3, S.174 ff.) unterschiedliche Perspektiven:

Verschiedene Perspektiven

Aus **psychologischer Perspektive** meint Biografiearbeit, dass man das beobachtbare Verhalten unmittelbar verstehen kann – als Summe der vergangenen Lebensereignisse.

Aus **soziologischer Perspektive** meint *Biografiearbeit* die Betrachtung des Menschen innerhalb seiner sozialen und historischen Bezüge (Herkunftsfamilie, Kindheitsbedingungen, Schulzeit, Jugendzeit, Berufsausbildung und -ausübung, Partnerschaft, Wohn- und Einkommenssituation, Krieg, Vertreibung). Das heute wahrnehmbare Interaktions- und Bindungsverhalten ist durch die individuelle soziale Geschichte beeinflusst.

Aus **geragogischer Perspektive** meint *biografisches Arbeiten*, dass Lebenswege, Lebensereignisse und Lebenskrisen so begleitet werden, dass die in der Person vorhandenen Fähigkeiten unterstützt werden. Es geht nicht nur darum, ausgefallene Fähigkeiten und Funktionen zu kompensieren, sondern auch darum, dem Menschen neue Möglichkeiten zu eröffnen, sein Leben – auch unter Bedingungen von Krankheit und Behinderung – lebenswert zu gestalten.

Der Stellenwert der biografischen Arbeit mit älteren Menschen erfuhr, durch Forschungsergebnisse unterstützt, im Laufe der Jahre Veränderungen. In den 60er Jahren war die Meinung vorherrschend, dass ältere Menschen nicht zur Erinnerung ermuntert werden sollten. Man vermutete, dass die intensive Beschäftigung mit der Vergangenheit die Unfähigkeit verstärkt, sich mit der Gegenwart auseinanderzusetzen. In den 70er und 80er Jahren begann in Großbritannien und in den USA ein Enthusiasmus für Erinnerungs(gruppen)arbeit. Erinnerung schien eine besonders gut geeignete Aktivität für ältere Menschen zu sein. Dieses entsprach dem Zeitgeist: Das Interesse, die eigenen Wurzeln zu suchen und zu finden, wurde entdeckt. Man unterschied jedoch noch nicht zwischen den unterschiedlichen Formen der Erinnerungsarbeit (Lebensrückblick/Geschichten). In den 90er Jahren wurde eine zunehmende Sensibilisierung bei der Erinnerungsthematik festgestellt. Mit der Tatsache, dass zunehmend traumatische, belastende Erinnerungen (Kindesmisshandlung, Kriegserinnerungen) erforscht wurden, kam die Erkenntnis: Wir sollten Menschen nicht mit ihren schmerzhaften Erinnerungen konfrontieren, mit denen wir sie hinterher allein lassen müssen.

Hinweis

Auch heute gilt, dass Verleugnungs- und Verdrängungsmechanismen als Schutz des Ichs vor bedrohlicher, individueller Überforderung unbedingt respektiert werden müssen (P.G. Coleman, Gerontologie, Geriatrie, 30, Steinkopff, 1997).

3. Biografische Einflüsse auf den Prozess des Alterns

Wie wir gelebt haben, so altern wir

Heute ist der erste Tag vom Rest meines Lebens
My philosophy is: every day is a new day

Andy Warhol

In der Auseinandersetzung mit der Biografieorientierung wird deutlich, dass Vergangenheit – Gegenwart – Zukunft zusammen gehören. Hier soll nun am Beispiel der **Gesundheit** versucht werden, die biografischen Aspekte mit der Gegenwart und der Zukunft zu verknüpfen.

Wer kennt sie nicht, die Klagen älterer Menschen über ihren Gesundheitszustand. Die Wartezimmer der Ärzte sind anscheinend zu Seniorentreffs geworden. In vielen Fällen bewahrheitet sich die Erkenntnis der Gerontologie, dass das körperliche Wohlbefinden im Alter von der Lebensführung während des gesamten Lebens abhängig ist. Wer sich z. B. im Laufe des Lebens, besonders aber im mittleren Lebensalter, zu wenig bewegt, Übergewicht angesammelt hat, raucht, an Bluthochdruck oder Diabetes leidet, gehört zu den Risiko-Personengruppen, die auch im Alter besonders gesundheitlich gefährdet sind; man spricht dann von mitalternden Krankheiten.

Dieser biografische Blick auf die Lebensführung ist zunächst recht deprimierend. Da aber das Gesundheitsthema den Menschen bewusst oder unbewusst über die ganze Lebensspanne beschäftigt und schließlich immer mehr Menschen die Verantwortung für ihre Gesundheit selbst in die Hand nehmen, bestehen die Chance und die Hoffnung, auch beim älteren Erwachsenen Gesundheitsbewusstsein zu fördern. Vielleicht erinnern sich ältere Menschen an den Speiseplan ihrer Jugend mit einfachen, gesunden Gerichten und daran, dass sie sich als Schüler gefreut haben, wenn „Leibesübung" auf dem Stundenplan stand. Auch dadurch könnte die Einsicht unterstützt werden, dass Gesundheit ein mehrdimensionales Geschehen ist, das die alltäglichen Lebenswelten der Person umfasst, seine Ernährung, Bewegung, Entspannung, Sinnfindung, Begegnungen, Auseinandersetzung mit der Umwelt. Gesundheit ist eben mehr als das Fehlen und die Nichtanwesenheit von Krankheit. Wer gesund leben will, kann etwas dafür tun. Jeder, der gern wandert, tut z. B. etwas für sein körperliches Wohlbefinden. Nach dem ganzheitlichen Verständnis ist gerade das Wandern wohltuend für Geist und Seele.

Die Lust zu gehen

Verlieren Sie vor allem nicht die Lust zu gehen.
Ich laufe mir jeden Tag das tägliche Wohlbefinden an
und entlaufe so jeder Krankheit.
Ich habe mir so meine besten Gedanken angelaufen, und ich
kenne keinen, der so schwer wäre, dass man ihn
beim Gehen nicht los würde.

Sören Kierkegaard

Es ist also vorstellbar, durch gesunde Lebensweise bestimmten Krankheiten ein Schnippchen zu schlagen und sogar weniger Medikamente zu gebrauchen.

Beispiel

Eine 59-jährige Frau erzählt: *„Durch mein Übergewicht, falsche Ernährung und Stress bekam ich Bluthochdruck und musste täglich Tabletten schlucken, Nebenwirkungen blieben nicht aus. Jetzt habe ich meine Ernährung umgestellt und nehme mir mindestens 3 x in der Woche die Zeit, um zu „walken" (schnelles Gehen). Nach 2 Monaten habe ich 5 kg abgenommen und fühle mich gut, die Tabletten nehme ich nach Rücksprache mit meinem Arzt nicht mehr."*

Tipp

Vielleicht ist es gerade die Chance des alternden Menschen, innezuhalten, um mehr auf die eigene Befindlichkeit zu achten. Die Veränderungen des Organismus (z. B. Wechseljahre) können zum Anlass genommen werden, sorgsamer mit sich umzugehen. Als Mensch im höheren Lebensalter kommt man nicht an der Erfahrung vorbei, dass Krankheit und Tod immer näher kommen. Freunde und Verwandte aus dem engeren Lebenskreis sind betroffen. Oft wandelt sich diese Erfahrung mit Krankheit und Tod in Dankbarkeit für den noch geschenkten Lebensabschnitt. Diese Einsicht ist sicherlich hilfreich bei dem Wunsch, den weiteren Lebensabschnitt gesund zu gestalten, das Gesundheitsbewusstsein zu intensivieren:

- Will ich meinen Körper mit Nahrung vollstopfen oder mit wichtigen Lebensmitteln versorgen?
- Will ich meinen „Lebensabend" ruhend (im Ruhestand) verbringen oder meinen Körper durch angemessenen Sport fördern?
- Sollen meine Tage stressig bleiben oder versuche ich zu entspannen (Yoga, Musik ...)?
- Will ich durch's Leben hetzen (auch viele ehrenamtlich Tätige sind ständig unterwegs) oder mir Zeit nehmen für die „kleinen Dinge am Wegesrand"?
- Will ich mich durch Medien berieseln lassen (Für viele ältere Menschen beginnt der Fernsehabend schon nachmittags um 14.00 Uhr) oder pflege ich Gespräche und soziale Kontakte mit anderen Menschen?

Tipp

Biografieorientierung weist über die Gegenwart in die Zukunft: Wer sich auf Biografieorientierung und z. B. Gesundheit bei älteren Menschen einlässt, wird nicht umhin können, auch seine eigenen *biografischen Gesundheitsaspekte* in den Blick zu nehmen und evtl. daran zu arbeiten (s. Seite 80).

Biografiearbeit heißt darum auch:
Arbeiten an der eigenen Biografie!

■

In dem mittleren Teil dieses Buches ist eine Fundgrube an Übungen zusammengestellt, die den Menschen ganzheitlich ansprechen. Auch für hochbetagte Menschen gibt es eine Fülle von Übungen zum Gedächtnistraining, die Körper, Geist und Seele anregen und somit die Gesunderhaltung unterstützen können.

4. Biografische Orientierung bei Belastungen

Krisen beim Alternsprozess

„Man wandelt nur das, was man annimmt."

C.G. Jung

Schwierige Situationen werden von alten und hochaltrigen Menschen oft sehr unterschiedlich bewältigt. Die begleitende Person sollte entsprechende Verhaltensweisen verstehen können.

Beispiele

Für eine alte Dame, die ein Leben lang in ihrem eigenen Haus gewohnt hat, ihren Garten bestellt hat, eine gute Nachbarschaft pflegte, kann der Umzug in ein Heim ein katastrophales Ereignis bedeuten, mit dem sie trotz fürsorglicher Einführung schwer umgehen kann.

Bei einer gleichaltrigen Dame, die durch Kriegsereignisse, berufsbedingt und durch die familiären Umstände oft umziehen musste, hat es den Anschein, dass sie die veränderte Situation besser verkraftet. Es kann sein, dass durch das häufige, gelungene Umziehen die Erfahrung überwiegt: *„Ich hab es immer ganz gut geschafft, jetzt wird es auch wohl klappen."*

Die Gerontologie stellt fest, dass Menschen, die im Laufe ihres Lebens die sich ihnen stellenden Schwierigkeiten (Krieg, Flucht, Verluste, komplizierte Familiensituation ...) zufriedenstellend lösen konnten, auch mit aktuellen Belastungen besser umgehen können. Während der Biographie haben sie Techniken entwickelt, die hilfreich bei aktuellen Situationen sind.
Die Art und Weise, wie die Person die Situation deutet, ist beeinflußt von dem biographisch gewachsenen Horizont (A. Kruse, Altern: ein lebenslanger Prozeß der sozialen Interaktion Steinkopff, Darmstadt, 1990).

Im praktischen Umgang mit dem älteren Menschen ist es deshalb notwendig zu wissen, welche Ereignisse und Krisen hat dieser Mensch im Laufe seines Lebens erlebt, und wie hat er versucht, mit diesen Belastungen und Einschränkungen fertig zu werden. Hat er resigniert, vermied er jegliche Auseinandersetzung oder versuchte er, das Problem zu lösen?

U. Lehr hat festgestellt, dass sich viele alte Menschen einen Bewältigungsstil angeeignet haben, indem sie das Nichtveränderbare annehmen, und versuchen, sich neue, andere Bereiche zu erschließen. Ganz gewiss sind dabei auch das soziale Umfeld, die Menschen, die im Gespräch zur Seite stehen, das Wohnumfeld und die finanzielle Situation zu bedenken.

Beispiel

Eine 92-jährige Dame bemerkt zunehmend ihre Unsicherheit, wenn sie außer Haus ist; da sie finanziell gut gestellt ist, „leistet" sie sich 2 x in der Woche eine Begleiterin.

Auch die religiöse Orientierung hilft vielen älteren Menschen in Krisensituationen.

Beispiel

So überraschte die 97-jährige leicht demenziell veränderte Heimbewohnerin ihre besorgte 88-jährige Schwester mit dem Trost: *„Wir sind doch alle in Gottes Hand."*

■

In der Literatur findet man häufig den Begriff **„Coping"**

Definition

Unter dem Begriff „coping" werden Strategien verstanden, die der Mensch im Laufe seines Lebens entwickelt, wenn er mit Stresssituationen fertig werden muss. Bei der Fragestellung: „Wie gehe ich mit schwierigen Situationen um?", „Wie bewältige ich körperliche, geistige, gefühlsmäßige Veränderungen in meinem Lebensalltag?", kann es hilfreich sein, nach Möglichkeiten der Bearbeitung zu suchen, die im Laufe des Lebens erprobt wurden. Coping-Methoden, (Formen der Auseinandersetzung), die im Laufe der Biografie entwickelt wurden, bleiben zumeist bestehen und können zu stabilen Bewältigungsstilen werden. Für die begleitende Person ist es wichtig, diese zu kennen, um darauf zurückgreifen zu können.

Natürlich zeigt die Wirklichkeit, dass Menschen im Laufe ihres Lebens aufgrund vieler Belastungen nicht die Kraft fanden, geeignete Bewältigungsstrategien auszubilden. Wenn diese Tatsache den BegleiterInnen bewusst ist, kann ein angemessener Umgang versucht werden.

Geglücktes Leben im Alter ist bei Personen zu finden, die stimmig sind mit sich, die ihre Endlichkeit angenommem haben, bei denen man spürt, dass sie

die Chancen nutzen,
die Zumutungen annehmen,
die Erfüllungen auskosten

Alfons Auer, Geglücktes Altern, Herder, Freiburg, 1995

Biografische Orientierung kann Aufschluss geben über die je individuellen Coping-Strategien älterer Menschen.

Fazit

Biografieorientierung ist ein Instrument, das sehr sensibel gehandhabt werden sollte. Immer wieder muss der alte Mensch in den Mittelpunkt der Bemühungen und Überlegungen gestellt werden.

Wer sich für biografieorientierte Coping-Methoden interessiert, sollte sich bemühen, auch für sein eigenes Wohlbefinden geeignete Bewältigungsstrategien zu suchen und einzuüben.

5. Intergenerative Erinnerungsarbeit

Lebendige Verbindung zwischen Jung und Alt

Intergenerative Erinnerungsarbeit ist ein generationsübergreifender Ansatz. Mit Hilfe dieser Methode kommen Generationen miteinander in Kontakt, und das Verständnis füreinander wird gefördert. Hier werden verschiedene Beispiele vorgestellt.

Definition

Inzwischen sehr bekannt ist AGE EXCHANGE in London. AGE EXCHANGE steht für Erinnerungsprojekte verschiedener Generationen, so z. B. von Kindern, Jugendlichen und älteren Menschen. In einem ehemaligen Laden befindet sich eine einzigartige Begegnungsstätte, ein Museum zum Anfassen, eine unglaubliche Ansammlung aus dem Alltagsleben der 20er und 30er Jahre, und ein kompletter „Tante Emma Laden". Alles kann angefasst und beschnuppert werden: Für Ältere und Jüngere ein faszinierender Blick in Vergangenheit und Zeitgeschichte.

AGE EXCHANGE stellt außerdem so genannte „Erinnerungskoffer" zusammen. In diesen befindet sich zu Themen wie *Waschtag, Schule, Ausgehen, Krieg* authentisches Material, z. B. unterschiedliche Gegenstände, schriftliche Dokumente und Photos. Die Mitarbeiter gehen mit diesen Koffern in Schulen oder die Schüler kommen in den Laden, um unter Anleitung und im Gespräch mit Älteren die Vergangenheit zu erspüren. In einem anderen Projekt von AGE EXCHANGE werden Theaterstücke gemeinsam mit Älteren, Kindern und Jugendlichen erarbeitet und aufgeführt. *All diesen intergenerativen Programmen liegt der Wunsch zugrunde, aus der gemeinsamen Arbeit von Kindern und alten Menschen gute Beziehungen entstehen zu lassen. (Pam Schweitzer, Theaterpädagogin und Leiterin des Age Exchange).*[1]

Beispiel

---

[1] Trilling, A: Ein internationales Fest der Erinnerung. In: Altenpflege (1994) Vincentz.

Ein weiteres Beispiel intergenerativer Biografiearbeit beschreibt eine Begegnung mit älteren Menschen und Schülerinnen und Schülern, die im Geschichtsunterricht die Zeit des 2. Weltkriegs besprechen. Auch bei Schülerinnen und Schülern, die eine Ausbildung in Pflegeberufen machen und bei denen es um für ihre künftige Tätigkeit notwendiges Kohortenwissen geht, wurde das folgende Projekt erfolgreich durchgeführt:

Beispiel

Eine Gruppe des Arbeitskreises Alter – Aktiv in Siegen, bestehend aus sechs bis acht Frauen und Männern im Alter von 64 bis 83 Jahren, steht als Zeitzeuge für den Unterricht in Schulen zur Verfügung.
Nachdem sich die Schülerinnen und Schüler im Unterricht mit Zahlen, Fakten und Hintergründen des Krieges beschäftigt haben, können sie in der Auseinandersetzung mit älteren Menschen, den Zeitzeugen, die politische Geschichte anhand persönlicher Erinnerungen und Erfahrungen verstehen lernen. Bei diesen Begegnungen führt der regionale Bezug oftmals zu einer besonderen Betroffenheit und ist ein wichtiges Thema der Erinnerungen. Schüler, Lehrer und Zeitzeugen empfinden diese Form der Begegnung als Bereicherung.

Ein 64-jähriger Zeitzeuge: *„Bei inhaltlicher Vorbereitung auf diese Treffen erzählten wir uns unsere Kriegserlebnisse. Wir haben in dieser geschützten Atmosphäre, in einem Kreis von Gleichgesinnten und Betroffenen, Erlebnisse ausgesprochen und mitgeteilt, die wir unseren eigenen Familienangehörigen nie erzählt haben. Wir waren erstaunt und ergriffen. Das ist, glaube ich, ein wichtiger Aspekt dieser Aktion.“*

Fazit

Intergenerative Erinnerungsarbeit bietet die Möglichkeit, auf lebendige Art und Weise Jung und Alt zu verbinden.

Durch Erzählen, Berichten, Erklären, Theaterspielen, Diskutieren, … werden die Erfahrungen der Älteren und die Fragen und Vorstellungen der Jüngeren miteinander verbunden.

Das führt zur bewussten Auseinandersetzung mit der anderen Generation und zum Überdenken der subjektiven Wahrnehmung der unterschiedlichen Lebensphasen.

6. Geschlechtsspezifische Betrachtungen

Was erzählen weibliche und männliche Biografien?

In einer Gesprächsrunde zur Einführung ins Thema „Altern" liegen zahlreiche Fotos und Texte von alten und hochaltrigen Menschen aus. Die TeilnehmerInnen haben Zeit, die unterschiedlichen Darstellungen und Kurzzitate zu sichten. Es sind Gesichter alter Menschen zu finden, Paardarstellungen, Menschen, die ihren Hobbies nachgehen; aber auch Pflegebedürftige und Menschen mit Behinderungen sind dargestellt: Vielfältige Abbildungen der Realität „Alter".

Methode

Die TeilnehmerInnen wählen ein Bild oder einen Text aus, der ihnen spontan zusagt, der sie eventuell an jemanden erinnert oder der ihren Widerspruch erregt. In der anschließenden Diskussion wird versucht, die emotionalen Empfindungen der TeilnehmerInnen aufzunehmen.

Diese Gesprächsrunde, die mit Alten- und KrankenpflegeschülerInnen, aber auch mit interessierten älteren Menschen durchgeführt wurde, brachte die interessante Erfahrung, dass die Bilder, die ein hochaltriges Paar als Thema hatten, zuallererst „vergriffen" waren: Der Wunsch, mit dem Partner alt zu werden, ist wohl tief im Menschen verwurzelt. Wenn wir die Zeitung aufschlagen, finden wir zunehmend Berichte von Paaren, die ihre Goldene Hochzeit (50 Jahre), die Diamantene (60 Jahre) und sogar die Eiserne (65 Jahre) Hochzeit feiern. Vielen Frauen und Männern ist es vergönnt, in langandauernden Partnerschaften zu leben.

Der biografische Blick zeigt, dass bei den jetzt Hochaltrigen die traditionelle Rollenverteilung vorherrschend ist und war, d. h.: die Frau war mit Kindererziehung und Haushalt beschäftigt, das Leben der Männer spielte sich vorwiegend im Berufsleben ab und mündete in den Ruhestand. Männer sind zumeist bis an ihr Lebensende Ehemänner. Frauen sind aufgrund längerer Lebenserwartung im Alter oft alleinstehend, verwitwet. Eine Studie, die Prof. Dr. Insa Fooken anhand der Daten der BOLSA (Bonner Gerontologische Längsschnittstudie: Lehr und Thomae) durchführte, bearbeitete die Fragestellung, welche Gründe es für Langlebigkeit gibt und ob der Alternsprozess von Frauen und Männern dabei eine spezifische Rolle spielt. Zunächst wurde bestätigt: Gute soziale Bedingungen, Intelligenz, Gesundheit, Aktivität und Zufriedenheit tragen wesentlich zum Erreichen eines höheren Alters bei.

Der Blick auf die besonderen Aspekte von Männern und Frauen zeigt: Diejenigen Männer hatten bessere Chancen, sehr alt zu werden, die nach dem Ausscheiden aus dem Beruf ihre emotionalen und sozialen Kontakte für Familie und Gesellschaft förderten. Bei Frauen, die oftmals in traditionellen Rollen gelebt haben, ist wichtig für ein langes Leben, dass sie diejenigen Anteile zur Geltung kommen lassen, die die Selbstentscheidung und kompetente Lebensführung zum Ziel haben.

Die Realität der alternden Menschen zeigt aber noch andere geschlechtsspezifische Unterschiede. Neben der Tatsache, dass im höheren Lebensalter der Anteil der Frauen überwiegt, fällt auf, dass Frauen eine höhere Pluralität der Familienstandsformen aufweisen; so findet man in der gleichen Altersgruppe ledige ältere Frauen neben verheirateten, geschiedenen, verwitweten ... (Ab 2030 wird auch bei den Männern die Pluralität der Lebensformen zunehmen). Die Norm besteht jetzt darin, dass hochaltrige Frauen keinen Ehepartner haben, keinen Beruf mehr ausüben und die letzten Lebensjahre allein gestalten müssen.

Wenn dagegen die älteren Männer in den Blick genommen werden, findet man, dass die meisten Ehen, die mit über 60 Jahren geschlossen werden, ältere Männer und jüngere Frauen verbinden. Nur ein geringer Anteil der Männer lebt allein. Für die Pflege bedeutet das, Männer werden in der Regel durch die Ehefrauen versorgt, die Frauen durch die Kinder oder professionelle Hilfe.

Wenn also Männer anders altern als Frauen, bedeutet das für die biografische Begleitung älterer Menschen zunächst, dass auf die geschlechtspezifische Biografie zu achten ist. Die emotionalen und sozialen Fähigkeiten des alternden Mannes müssen außerdem unterstützt werden, und die alternde Frau muss ermutigt werden, kompetent und eigenständig, neben Familie und Beruf ihren Weg zu finden, um ein langes zufriedenes Älterwerden zu erleben. (Älterwerden und Lebensgestaltung, 1996, in: Fernstudium EKD S: 78–81).

Fazit

7. Biografieorientierte Intervention

Wohlbefinden im höheren Lebensalter

In jüngerer Vergangenheit gewinnen die Möglichkeiten der Interventionsgerontologie zunehmend Aufmerksamkeit in der gerontologischen Forschung und Praxis. Der Begriff **Intervention** kann wertneutral als Einflussmöglichkeit verstanden werden. „Intervenire" (lat.) heißt: dazwischenkommen. Unter dem Begriff Intervention sind (nach U. Lehr) in diesem Zusammenhang alle Maßnahmen und Angebote zusammengefasst, die ein größeres Wohlbefinden des alternden Menschen zum Ziel haben. Es ist ein Wohlbefinden gemeint, dass den ganzen Menschen umfasst: Körper, Geist, Seele und sein soziales Umfeld (biopsychosozial).

Definition

Die gerontologische Forschung, die sich mit Alter und Alternsvorgängen befasst, hat erkannt, dass

a) Altern nicht vordergründig mit Abbau, Verlust, Defizit gleichzusetzen ist;

b) unterschiedliche Faktoren: biologische, soziale, ökologische, finanzielle, epochale das Altern mitbestimmen;

c) das subjektive Erleben einer Situation für das Altern bedeutsam ist.

Durch die Erkenntnis, dass Altern nicht nur biologisch bedingt ist, bekommen Interventionen in der Gerontologie ein besonderes Gewicht.

In Kunstbüchern und medizinischen Lehrbüchern früherer Zeit findet man die sogenannte „Alterstreppe“, die nach den damaligen Erkenntnissen die biologische Veränderung des Menschen im Lebensverlauf darstellt.

Beispiel

Alterstreppe:

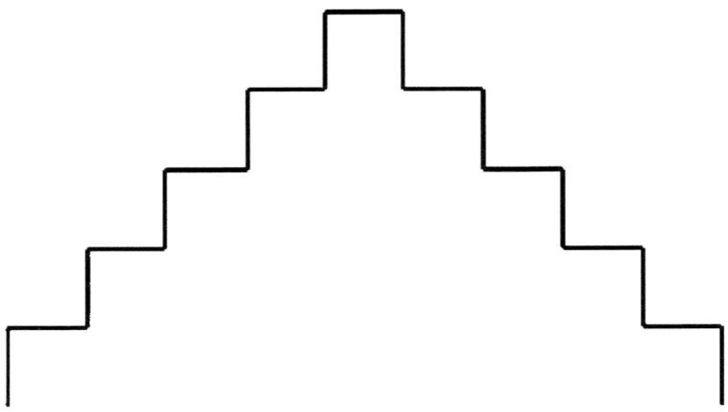

Nach heutigen Erkenntnissen berücksichtigt man in der Darstellung der Lebenskurve auch mögliche Interventionen und deren Auswirkungen auf den Lebensprozess.

Beispiel

Lebenskurve mit Interventionen:

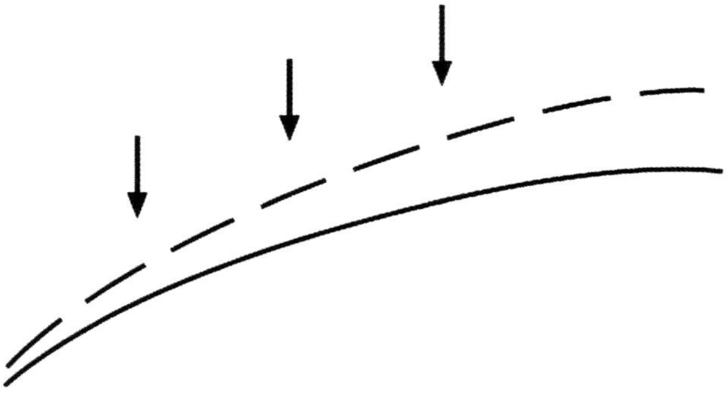

Interventionen können sein: vorbeugende gesunde Lebensführung, Bewegung, gesunde Ernährung, Vorsorgeuntersuchungen ...

Aus vielen Untersuchungen ist bekannt, dass auch biografisch gewachsene geistige Aktivität und Interessenvielfalt, die beim Altern bewusst trainiert werden, hilfreich für ein größeres Wohlgefühl sind.

Der alternde Mensch, der während seines Lebenslaufes soziale Kontakte z. B. zu seiner Familie und zu Freunden gepflegt hat und dieses Verhalten fortsetzt und sich nicht wegen einiger Einschränkungen zurück zieht, hat große Chancen auf Zufriedenheit im Alter.

Auch Interventionen, die der Rehabilitation dienen, stellen wichtige Faktoren dar, um das Alter angemessen zu gestalten, z. B. Rückgängigmachen von Abbauerscheinungen in unterschiedlichen Bereichen: neue Hüftgelenke, Gedächtnistraining, Eingliederung in veränderte Wohnsituationen. Der biografische Blick könnte Auskunft geben, ob es Spuren im Lebenslauf gibt, die z. B. helfen, den neuen Wohnbereich zu gestalten

Beispiel

Bei einem alten Mann, der sich gerade im Pflegeheim einleben musste, bemerkte man, dass er abends nicht im Bett bleiben konnte. Immer wieder stand er auf und lief unruhig in eine Ecke des Zimmers. Nach Gesprächen mit Angehörigen fand man heraus, dass der Mann die Gewohnheit hatte, sich abends mit Weihwasser zu bekreuzigen. Die Verwandten brachten das alte Weihwasserbecken, es kam in die „gewohnte" Ecke. Der Mann bekreuzigte sich abends vor dem Schlafengehen und hatte eine ruhige Nacht.

Aber auch das Auseinandersetzen mit unabänderlichen Gegebenheiten und der Versuch, diese anzunehmen und evtl. andere neue Möglichkeiten für sich zu entdecken und auszuprobiern, schafft Lebenszufriedenheit. (s. Coping nach U. Lehr in: Das Alter, Reimann, Enke, Stuttgart, 1994).

Bei allen Interventionen steht die biografische Gestalt des Menschen im Mittelpunkt des Handelns; d. h. die individuumszentrierte Intervention ist die menschengerechte Begleitung. Am folgenden Beispiel wird dargestellt, wie biografische Intervention das Sozialverhalten fördern kann.

Ältere Menschen aus einem Alten- und Pflegeheim fanden sich in zwei Gruppen zusammen: Beide Gruppen trafen sich 1 x in der Woche für einen Zeitraum von neun Wochen. Das Durchschnittsalter lag bei 74/75 Jahren.

Gruppe I	beschäftigte sich unter Anleitung von zwei Fachkräften mit **Erinnerungsarbeit.** Bild- und Tonmaterial aus der Kindheit, Jugend, Schulzeit, Krieg und Nachkriegszeit bildeten die Gesprächsinhalte.
Gruppe II	beschäftigte sich mit **aktuellen Themen** und Problemen der Gegenwart.

Fazit

Die Ergebnisse zeigten deutliche Unterschiede im Sozialverhalten auf. Die Beschäftigung mit den Erinnerungen (Gruppe I) hatte deutliche Auswirkungen auf das Sozialverhalten: die TeilnehmerInnen dieser Gruppe zeigten sich ausgeglichener, lebenszufriedener, sie freuten sich über gegenseitige Zuwendungen und betätigten sich in der Organisation der Gesprächsrunde. Die Gruppe war zusammengewachsen.

Bei Gruppe II war keine entscheidende Veränderung im Sozialverhalten festzustellen.[1]

Auch im Bereich der Interventionsgerontologie ist die Biografieorientierung wichtig, um den alternden Menschen präventiv und rehabilitativ zu fördern und sein Wohlbefinden zu steigern.

---

[1] nach: A. Skiba, Altern: Biographie und Geschichte, Roderer, Regensburg, 1997

8. Biografisch geprägter Umgang

Chance zur Hinführung einer wertschätzenden Haltung

Biografieorientierung bedeutet ein *„Sich Einlassen"* auf den anderen Menschen als Person, als Mann und Frau.

Echtes Interesse am anderen birgt gegenseitige Annahme und Veränderung in sich. Es ist wichtig, hinter den eingefahrenen Gewohnheiten, Spuren des lebendigen Lebens zu entdecken. Biografisches Arbeiten ermöglicht, Lebensspuren zu finden und zu wecken. Es wird erkannt, dass manche Situationen, mit denen die älteren Menschen konfrontiert werden, ähnlich erscheinen; sie werden aber dennoch unterschiedlich erlebt.

Wichtig ist, dem anderen Menschen, der sich öffnet, hier und jetzt zu begegnen, sich mit ihm auf den Weg zu machen, dabei bestimmt der ältere Mensch das Tempo und die Richtung. Biografieorientierung bedeutet Hilfestellung beim gedanklichen Ordnen von Lebensvorgängen. Erinnern setzt Gefühle frei. Durch Erinnern kann früher Erlebtes „neu gesehen" werden und in das Leben einsortiert werden. Erinnerungsarbeit ist demnach auch eine Gegenwartsbearbeitung.

Durch Erinnern an gelebtes Leben wird es möglich, Gewonnenes und Erreichtes zu bewahren und sich daran zu freuen, der Selbstwert wird erhöht.

Beispiel

Eine Altenpflegerin berichtet: *„Frau H. war sehr traurig, da erinnerte sie sich an ein Gebet, das sie früher von ihrer Mutter gehört hatte. Das gibt ihr Trost und Hilfe in der augenblicklichen Situation."*

Vergangenheitserinnerungen haben oft die Funktion der Gegenwartsbewältigung durch Rückgriff auf angeeignete Verhaltensstrategien in Form von Gespräch oder Gebet. Die Lebensrückschau kann zur Lebensüberschau werden auf Höhen und Tiefen des Lebens, die angenommen und als zugehörig betrachtet werden.

Im Erinnern liegt die Möglichkeit der Versöhnung mit den Menschen, die zu einem gehör(t)en, wenn die Beziehungen reflektiert und akzeptiert werden. Es ist kaum möglich, sich von Lebenslasten ganz zu befreien, aber die Bearbeitung dieser Probleme kann dazu führen, nicht mehr im Widerstand gegen dieses „Unannehmbare" zu leben, sondern es zur eigenen Person als zugehörig zu erachten wie eine Ruine, die das Bild der Lebenslandschaft prägt.

Eine angenommene Vergangenheit hilft, die Gegenwart realistisch zu sehen und gibt den Anstoß, die verbleibende Zukunft mutig zu gestalten.

Bei der Arbeit mit alternden Menschen ist es wichtig, sich um eine Atmosphäre zu bemühen, in der sie sich wohlfühlen.

Fazit

Wesentliche Voraussetzung dafür ist eine Grundhaltung der Begleitperson und die damit verbundene Fähigkeit, echtes Interesse an der Lebensgeschichte des alten Menschen zu signalisieren. Die Begleitung erfordert eine aufmerksame, sensible Wahrnehmung der individuellen Eigenarten und das Ernstnehmen der Sorgen und Nöte. Durch die wohlwollende Wahrnehmung des älteren Menschen wird ein Prozess ausgelöst, der sich positiv auf die Beziehung auswirkt.

Es geht dann nicht mehr um eine „Dienstleistung" an dem älteren Menschen, sondern um partnerschaftliches Miteinander, in dem die Würde der Personen deutlich wird. Bedeutsam für diesen Prozess ist die Offenheit der Begleitperson, sich auf alle Arten von Erfahrungen und Gefühlen alternder Menschen einzulassen, auf seine ganz individuelle Sicht der Dinge, Personen, Geschehnisse.

Dieses einfühlende Verständnis, die achtungsvolle Wertschätzung, birgt die Hoffnung, dass der alternde Mensch seinen noch verbleibenden Fähigkeiten vertraut und behutsam begleitet den Weg in die Zukunft wagt.

Zusammenfassend kann festgestellt werden, dass der Lebenslauf sich als Bildungsprozess gestaltet und zur biografischen Identität führt. „In ihm gelangt das Individuum durch subjektive Verarbeitung und Mitgestaltung der objektiven Gegegebenheiten und durch Bewältigung der sich lebensgeschichtlich stellenden Aufgaben zum Welt- und Selbstverständnis, aber auch zu einem diesem Verständnis entsprechenden, verantwortlichen Handeln und zur persönlichen, biografischen Identität."

Fazit

Identität, verstanden als eine Balance zwischen Fremderwartungen an mich und meinen eigenen Erwartungen und zwischen meinen Zukunftshoffnungen und den gegebenen Möglichkeiten.

Definition

(Werner Wiater, Erwachsenbildung und Lebenslauf, Ernst Vögel, München, 1994)

Ein biografisch geprägter Umgang mit dem alternden Menschen kann zu einer wertschätzenden Haltung führen.

Die Erfahrung des „Angenommenseins" in seiner gewordenen Identität kann die Hoffnung wachsen lassen, dass der alte Mensch Spuren hinterlässt, dass das, was ihm wichtig war im Leben, nicht verlorengeht. Im Vertrauen auf offene Begleitung kann er die Frage zulassen:

Geschenk noch einer Daseinsstrecke, bist du zu nutzen sie bereit?

Wilhelm Lehmann

Im dritten Teil des Buches versuchen Schüler und Schülerinnen einer Altenpflegeschule Antworten zu geben: warum ist Erinnern für den alten Menschen wichtig und warum ist Erinnerungsarbeit wichtig für den Begleiter? (s. Seite 93ff.)

Vorbemerkung

Erlebnisstunden

Kursleiter (KL) in der Erwachsenenbildungsarbeit finden mit Erlebnisstunden einen leichten und oft unproblematischen Einstieg in das biografische Arbeiten. Jeder der nachfolgenden Stundenentwürfe ist für eine Gruppe mit älter werdenden Menschen geeignet. Die jeweils zur Durchführung notwendigen Angaben finden Sie im Überblick der Spielregeln.

Die Übungen haben sehr unterschiedliche Aufgabenstellungen und Zielerwartungen. Die KL können so für ihre Gruppen geeignete Übungen auswählen. Erlebnisstunden sind so konzipiert, dass sie im Kurssystem zwei Unterrichtseinheiten umfassen. Natürlich können diese auch zur Gestaltung eines ganzen Nachmittags dienen oder Thema einer Abendveranstaltung sein.

Immer entsteht ein *Gruppenerlebnis*, das die Gruppe zusammenwachsen lässt, das das Verständnis der Teilnehmer (TN) füreinander stärkt und dem Einzelnen zur Selbstfindung Raum lässt. So sind diese Stundenentwürfe für Gruppen geeignet, die nur für eine Kurssequenz oder sogar langfristig zusammenbleiben. Die Übungen können aber auch bei Wochenendseminaren sinnvoll eingesetzt werden und in die Biografie der TN zurückführen.

Allen Stunden ist gemein, dass die KL einerseits die TN zum Nachdenken und Erzählen anregen will, andererseits deren konzentriertes Zuhören stärken möchte, denn Erzähler brauchen Zuhörer. Das Erzählen fällt den Menschen am leichtesten, wenn sie von sich selbst und von dem, was sie selbst erlebt haben, erzählen können. Auch das Berichten von Alltäglichem birgt keine

Schwierigkeiten und ist doch oft voller Weisheit oder Witz. Beim Erzählen werden beim Erzählenden selbst, aber auch bei den Zuhörern Assoziationen geweckt. Neu entdeckte Erlebnisse der eigenen Geschichte sprudeln aus den verschütteten Kammern des Langzeitgedächtnisses, und der Erzähler wundert sich oft, dass diese wieder erinnert werden.

Nicht allen Menschen fällt es leicht, über sich selbst zu erzählen, Freiwilligkeit ist wichtig. Beim Erzählen biografischer Einzelheiten wird der Erzähler seine eigene Geschichte mit fremden Augen neu sehen und es kommt somit manchmal zu überraschenden Konsequenzen. Auf jeden Fall kommt es zu einer Annäherung an die Vergangenheit mit ihren Auswirkungen auf das jetzige Leben. Die vergangenen Ereignisse werden vergegenwärtigt und der Erzähler reflektiert sein Leben.

Die *Zuhörer* einer solchen Gruppe hören eine neue Geschichte. Das macht den Unterschied zu Erzählungen im Familienkreis aus. Spannende Berichte müssen fremd sein, um spannend zu bleiben. Für das Gruppengeschehen sind die Erzähler besonders wichtig, weil jeder seine alte Wahrnehmung vom Erzähler mit neu gewonnenen Aspekten aus der Erzählung ergänzen kann. Durch Nachfragen zu dem Vorausgegangenen entsteht ein steter Wechsel zwischen Erzählen und Zuhören, der die Zuhörer nicht lange passiv sein lässt.

Das *Ende der Erzählungen* muss manchmal von der KL gesteuert werden. Grund kann der äußere Zeitdruck sein, der die KL zwingt, die Stunde pünktlich zu beenden. Manchmal ist aber auch ein Eingreifen notwendig, um Vielrednern nicht übermäßig Raum zu geben. Auf keinen Fall darf beim Redner das Gefühl entstehen, dass er einen Fehler gemacht hat, da er ja zum Reden ermuntert wurde.
Die Aufgabe der KL könnte hier sein, das Gesagte (zum besseren Verständnis) kurz zusammenzufassen und dem Redner zu danken. Manchmal hilft es, einfach aufzustehen, weil man den Schluss erwartet. Weniger Schwierigkeiten entstehen, wenn vorher gemeinsam mit allen eine maximale Redezeit vereinbart wurde, die niemand überschreiten sollte.

1. Bilderrätsel

Kurzbeschreibung:

Bei der Übung „Bilderrätsel" lernt sich eine kleine Gruppe sehr gut kennen, erfährt in knapper Form Teile der Lebensgeschichte anderer und kann eigenes Erleben beisteuern.

Einsatzmöglichkeiten:

TN: ab 50 Jahre, offen für Erzählungen aus persönlichen Bereichen, sie müssen sich nicht unbedingt vorher gut kennen. Sehr gut geeignet für Gruppen, deren Mitglieder zu Hause wohnen, Altenheimbewohner besitzen manchmal keine Fotos mehr.

Gruppengröße: Die Gruppe kann in Kleingruppen von 5 bis 8 Personen aufgeteilt werden.

Dauer: bei 6 Personen ca. 50 Minuten, Austausch im Plenum ca. 20 Minuten.

Vorbereitung: Einzeltische weit auseinander aufstellen, Papierbogen mit einem Oval vorzeichnen, 1 Würfel und 1 Spielpuppe bereitstellen, ebenso Haftklebeblocks.

Die TN werden gebeten, zur nächsten Gruppenstunde drei Fotos, auf denen sie gut zu erkennen sind, mitzubringen: eines aus ihrer Kindheit, eines aus ihrer Jugend und eines aus der Erwachsenenzeit.
Für die TN beginnt diese Übung also schon zu Hause mit der Auswahl der Bilder. Oft werden jetzt erstmals seit langer Zeit die alten Fotos herausgesucht und betrachtet, Erinnerungen steigen auf.

Die Gruppe teilt sich in Kleingruppen auf oder die KL veranlasst Zufallsgruppen durch eine geeignete Methode (Puzzleteilchen ziehen lassen, unterschiedliches Konfekt wählen lassen ...). Ca. 5 bis 8 Personen setzen sich an einen Tisch, der schon mit einem Papier bedeckt ist, auf dem mit Filzstift ein Kreis oder ein

Oval vorgezeichnet ist und das Spielbrett ersetzt. Auf diese Linie legen die TN in gemischter Reihenfolge ihre Fotos mit der Bildseite nach unten.

Durchführung:

Der erste TN stellt die Spielpuppe auf ein zufällig ausgewähltes Bild und würfelt. Mit der Spielpuppe wandert er so viele Bilder weiter, wie der Würfel Augen zählt, das angewürfelte Bild dreht er um. Er soll nun die Person benennen, die das Bild zeigt, die anderen TN dürfen helfen, wenn es gewünscht wird. An dem nun folgenden Gespräch werden sich alle beteiligen: wo ist es aufgenommen worden, zu welchem Anlass? usw. Die Kleidung und Frisur werden gewürdigt und mit eigenen Erfahrungen verglichen. Wenn es keinen Gesprächsbedarf mehr gibt, bleibt das Foto offen liegen und der nächste TN würfelt und deckt das nächste Bild auf. Das Spiel aller Gruppen ist zu Ende, wenn alle Fotos aufgedeckt sind. Die TN setzen sich zu einem Schlussgespräch zusammen (Stuhlkreis oder ähnliches) und berichten von den interessantesten Gesprächen an ihren Tischen.

Mögliche Schwierigkeiten:

- Einige TN haben keine Fotos mehr aus ihrer Kindheit. Dann kann ein Zettel beschriftet werden mit dem Motiv des verloren gegangenen Fotos.
- Die nachgeborenen Kinder wurden nur selten allein fotografiert, die Geschwister waren immer dabei. Mit einem ablösbaren Klebestreifen verdeckt man die überzähligen Personen, den Zettel kann man dann für das Gespräch entfernen.
- Einige Fotos sind hinten mit dem Namen beschriftet. Diesen verdeckt man auch mit einem Klebezettel.

Nachteile:

- Der Lärmpegel in einem Raum ist ab drei Tischen ziemlich hoch, weil manchmal drei Gruppen angeregte Gespräche führen. Die KL sollte vorher darauf hinweisen und um gemäßigte Lautstärke bitten.

- Die Gruppe hat kein gemeinsames Erlebnis, der intensive Austausch kommt nur in der Kleingruppe zum Tragen. Die KL muss versuchen, die Aussprache im Plenum ausführlich zu gestalten, so dass alle TN nachvollziehen können, welches die wichtigsten Aussagen an den Tischen waren.
- In Alteneinrichtungen lässt sich dieses Spiel nicht immer durchführen, da die Fotoalben manchmal nicht in die Einrichtung mitgenommen werden.

Besonders zu beachten:

- Wenn die TN der Kleingruppe die Fotos nicht gut einsehen können, kann man sie herumreichen.
- Da die Gesamtgruppe noch zusammenkommt, ist es wichtig, dass die Kleingruppen etwa zur gleichen Zeit ihre Übung beenden. Die KL kann vor Beginn darauf aufmerksam machen und bitten, die Redezeit ggf. zu begrenzen.
- Die KL kann sich an dem Spiel eines Tisches beteiligen oder als „Regieführer" von Tisch zu Tisch gehen.

Variation:

Wenn die Gruppe nicht geteilt werden möchte, kann man die Fotos auch mit dem Epidiaskop zeigen. Wenn die Person erraten ist, kann sie erzählen, wie es zu dieser Aufnahme gekommen ist usw. Der entstehende Dialog ist nicht so intensiv wie oben beschrieben.

Eigene Erfahrungen:

Die alten Bilder faszinieren eigentlich immer, sie sind (natürlich) schwarz-weiß und üben ihren eigenen Reiz aus. Die Frauen finden Kleidung und Frisuren interessant, während sich die Männer besonders an kratzende Strümpfe und zerspielte Schuhe erinnern. Am wenigsten interessant sind die Bilder aus der Erwachsenenzeit, wenn sie sehr aktuell sind.

2. Lebenswege

Kurzbeschreibung:

Die Übung „Lebenswege" zeigt auf, von welchen Orten und Landschaften die TN geprägt wurden. Das Verständnis der TN untereinander wächst, Ähnlichkeiten in Lebensläufen werden erkannt. Ein lebendiger Austausch ist die Folge.

Einsatzmöglichkeiten:

TN: von 50 Jahren an, auch für sehr alte Menschen geeignet. Sie sollten Freude haben, etwas von ihren Lebenswegen zu erzählen.

Gruppengröße: von 10 Personen an aufwärts, auch für große Gruppen bis 40 Personen geeignet.

Dauer: bei ca. 20 Personen 60 bis 90 Minuten ohne Feedback.

Vorbereitung: auf Papier aufgezeichnete Karte Deutschlands mit den heutigen Grenzen und denen von 1939, als Anhaltspunkt einige Flüsse und Städte (Vorschlag zum Abzeichnen oder Vergrößern auf der folgenden Seite), verschiedenfarbige dicke Filzstifte bereithalten.

Die TN werden darauf hingewiesen, dass das Thema der Gruppenstunde zeigen will, welche Stationen jeder in seinem Leben durchlaufen hat, deren Spuren – Lebenswege – sichtbar gemacht werden sollen.
Die große Deutschlandkarte wird an die Wand geheftet oder auf den Tisch gelegt, viele verschiedenfarbige Stifte liegen bereit.

Durchführung:

Ein TN beginnt, mit seinem Stift den Ort seiner Geburt in die Karte einzutragen und erzählt etwas von seiner Geburtsstadt. Er überlegt, wo er die Kindheit und Jugend verbracht hat, wo er eine Ausbildung begonnen hat. Wenn das jeweils andere Orte sind, fährt er mit dem Stift in die neue Richtung. Einige TN haben vielleicht erst mit der Heirat die Heimat verlassen, andere mussten schon früh wegen der Kriegswirren flüchten. Jeder Wohnungswechsel wird nicht nur eingezeichnet, sondern auch erzählerisch begleitet. Die anderen TN dürfen Fragen stellen und zu weiteren Erklärungen anregen.

Jeder TN folgt diesem Beispiel. Wenn nicht genügend unterschiedliche Stifte vorhanden sind, arbeiten die Nachfolgenden mit den gleichen Farben in gestrichelter oder gepunkteter Form.

Wenn der letzte TN seinen Lebensweg eingezeichnet hat und keine Fragen mehr dazu gestellt werden, ist das Spiel beendet. Die Gruppe kann sich zu einem Schlussgespräch zusammensetzen und wichtige Aussagen nochmals erörtern.

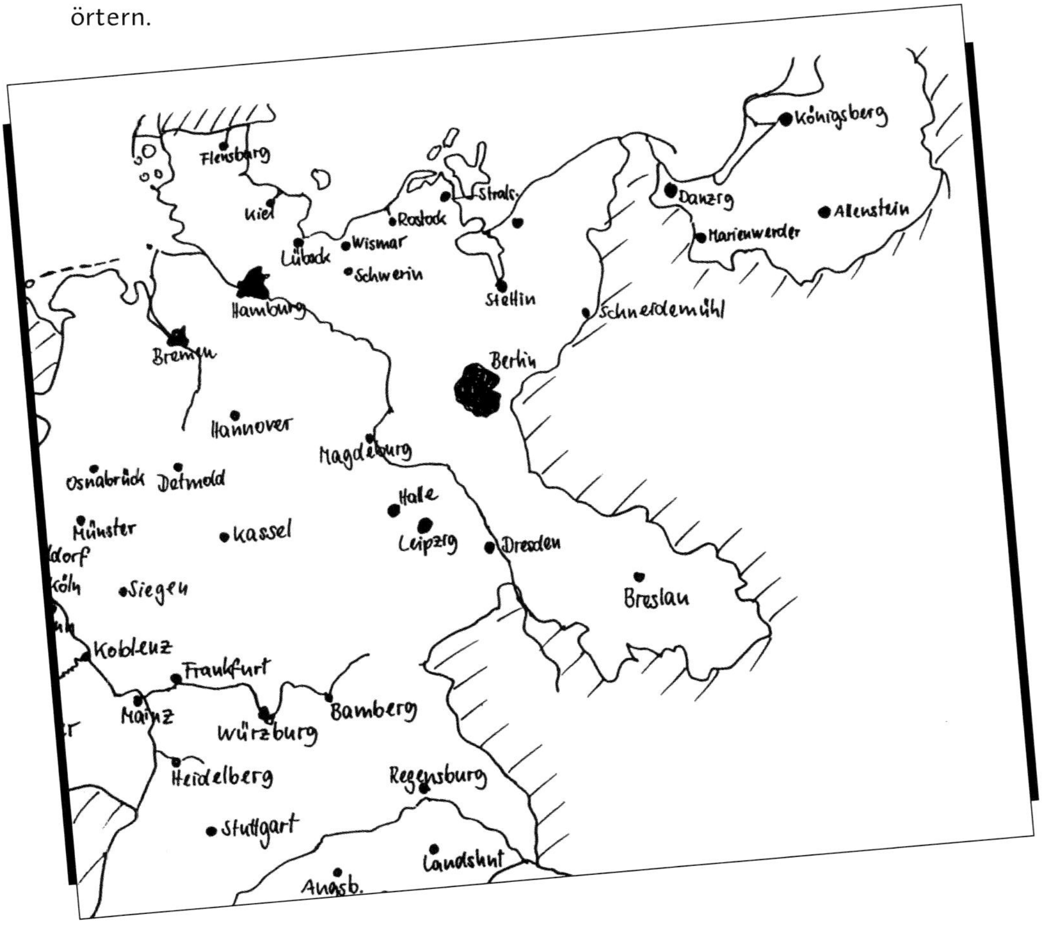

Mögliche Schwierigkeiten:

- Einige TN haben mit räumlichem Sehen Schwierigkeiten und können nicht sicher „ihre" Orte auf der großen Karte eintragen, die KL kann dabei helfen.
- Bei der Erinnerung an schmerzhafte Geschehnisse wie Flucht und Vertreibung können Emotionen aufbrechen, die die KL und die Gruppe behutsam auffangen müssen.
- Personen, die im Vergleich zu anderen TN die Heimat nicht verlassen haben, sind weniger beschäftigt. Hier kann ein Gespräch einsetzen, wohin sie bei anderen Lebensentwürfen gerne gezogen wären, ggf. Reisen und Ferien mit einbringen.

Nachteile:

- Der Lebenslauf jedes TNs wird in Kurzform erläutert, aber es kommt nicht oft zu intensiven Gesprächen über Lebenssituationen.
- Behinderten oder Rollstuhlfahrern ist das Einzeichnen oft nicht möglich, die KL kann hier der verlängerte Arm sein.

Besonders zu beachten:

- Diejenigen TN, die sich nicht aktiv beteiligen möchten, haben es hier schwerer, nur zuhören zu wollen. Die KL sollte dies aber immer ermöglichen, um keinen Zwang aufkommen zu lassen.
- Die KL soll die zuhörenden TN ermutigen, mit eigenen Erlebnissen und Erinnerungen zu den genannten Orten etwas beizutragen.
- Die Karte kann im Gruppenraum verbleiben und die Lebenswege können ergänzt werden, wenn neue TN dazu gekommen sind, oder ein TN etwas nachtragen möchte.
- Wenn in der Gruppe Aussiedler sind, die aus osteuropäischen Ländern stammen, sollte die KL die Karte diesen Heimatgebieten anpassen.

Variation:

Jeder TN schreibt auf einen Zettel jeweils einen Ort, der in seinem Leben eine wichtige Bedeutung hatte. Bei kleineren Gruppen kann jeder auch mehrere Zettel beschriften. Nacheinander heftet jeder TN seine(n) Zettel an die Deutschlandkarte und erzählt, was er mit diesem Ort verbindet.
Diese Variation des Spiels ist etwas einfacher, aber auch sehr gesprächsintensiv.

Eigene Erfahrungen:

Diese Übung kann sehr sachbezogen ablaufen. Man schildert nur punktuell die Stationen, die im Leben wichtig waren. Dann muss mit unterstützenden Fragen die KL hier besonders einfallsreich sein. Nach meinen Erfahrungen kann man diese Übung gut bei einer neugebildeten Gruppe einsetzen und auf diese Weise etwas über ihre Herkunft erfahren.

3. Deutschlandpuzzle

Kurzbeschreibung:

Das „Deutschlandpuzzle" ist für mittelgroße Gruppen ein problemloses Spiel. Das biografische Arbeiten kann unterschiedlich stark angeregt werden. Die Puzzleteile sollen gemeinsam zusammengesetzt werden, dabei kann Wissen um die Landesteile und biografisches Erinnern einfließen.

Einsatzmöglichkeiten:

TN: für Gruppen jeden Alters, auch altersgemischte Gruppen. Für neugebildete Gruppen ist es ein schönes „Einstiegsspiel".

Gruppengröße: ab ca. 12 bis ca. 30 Personen.

Dauer: je nach Größe der Gruppe und der Gesprächsbereitschaft, bei 15 Personen ca. 45 Minuten.

Vorbereitung: die Deutschlandkarte in den heutigen Grenzen mit der ehemaligen DDR zeichnen, die Grenzen der Bundesländer und wichtigste Landschaftsbezeichnungen und einige Städte einzeichnen. Die fertige Karte sollte die Größe eines Flipchart-Papiers haben. Das Papier wird auf Karton geklebt und in ca. 30 Teile zerschnitten.

Die KL erklärt zu Anfang, dass hier verschiedene Hirnfunktionen trainiert werden: das Langzeitgedächtnis (Erinnern, wie die Landkarte aussieht und welches Wissen über die jeweilige Gegend gespeichert ist), die visuelle Wahrnehmung (welche Formen gehören zusammen) und die Konzentration.

Durchführung:

Die Puzzleteile werden in einen Korb gelegt, jeder TN entnimmt ein oder zwei Teile, bis der Korb leer ist. Die KL legt ein Teil auf den Tisch oder auf die Erde, mit dem das Puzzle beginnt: Das kann das Teil sein, auf dem „Berlin" liegt oder ein Teil mit „Kassel“ als ungefährem Mittelpunkt Deutschlands. Jeder schaut auf seine Teile, die er in der Hand hält und überlegt, ob er sein Teilstück Deutschlands dort ansetzen kann. Die leicht wellig ausgeführten Schnitte geben eine zusätzliche Hilfe. Wenn ein TN ein Puzzleteil anfügt, soll er möglichst auch sagen, was er von dieser Gegend oder der Stadt darin weiß und ob er aus persönlicher Erfahrung etwas beitragen kann. Die KL stellt dem aktiven TN biografische Fragen: z. B. ob er eine Beziehung zu diesem Teil

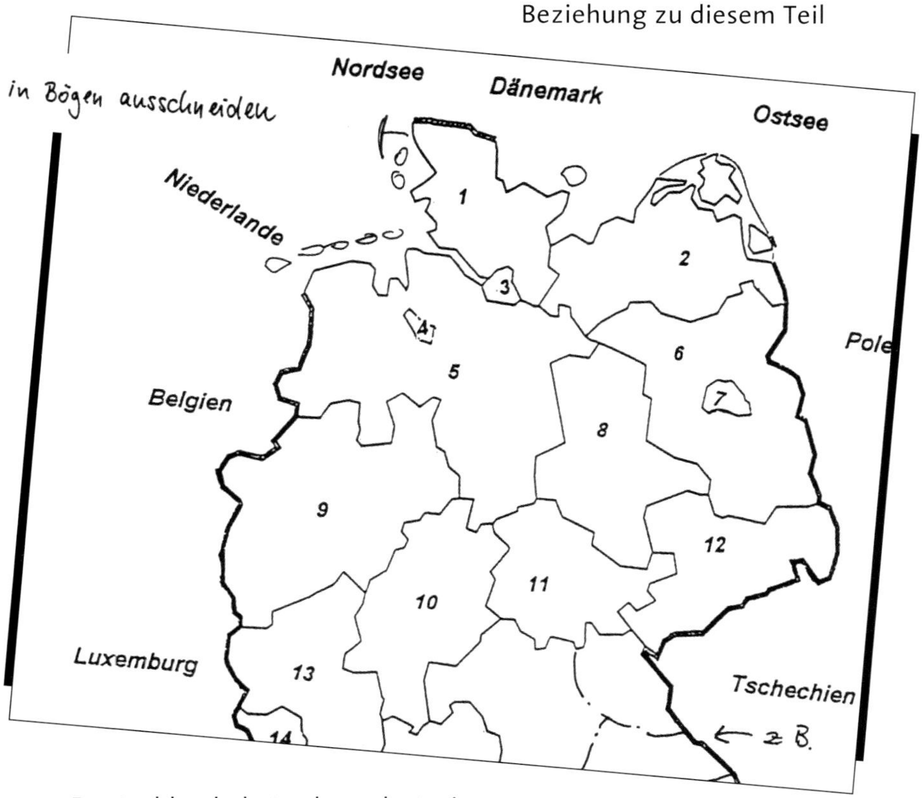

Deutschlands hat, ob er dort einmal Urlaub gemacht hat oder Verwandte besuchte? Oder ob er ein Gericht kennt, was dort landestypisch ist oder Personen nennen kann, die dort zu Hause sind. An diesem Fragespiel kann die ganze Gruppe teilnehmen, sicher sind einige Gruppenmitglieder in ihrem Leben schon einmal dort gewesen oder verbinden etwas aus Ihrer Vergangenheit damit.

Das Spiel ist beendet, wenn kein TN mehr ein Puzzlestück in den Händen hält und alle Teile an der richtigen Stelle liegen.

Wenn die Möglichkeit gegeben ist, ist es schön, typische Leckereien aus den verschiedenen Gegenden Deutschlands anzubieten und dabei bestimmen zu lassen, z. B. Lübecker Marzipan, Bremer Kluten, Leipziger Allerlei usw.

Mögliche Schwierigkeiten:

- Sehr alte Menschen, die wenig gereist sind, benötigen zusätzliche Anreize, z. B.: wo gab es früher Lungenheilstätten, wohin ging die Kinderlandverschickung? usw.

Nachteile:

- Diese Übung ist kaum mit Sehbehinderten durchzuführen, diese können sich aber an den begleitenden Gesprächen beteiligen.
- Körperbehinderte und Rollstuhlfahrer benötigen Hilfe beim Einfügen ihrer Puzzleteile, wenn viele TN behindert sind, ist dieses Spiel nicht reizvoll.
- Aussiedler oder Immigranten haben manchmal weniger Kenntnisse vom gesamten Deutschland, man kann das kompensieren, indem sie von ihrer Heimat berichten.

Besonders zu beachten:

- Das Papier mit der aufgezeichneten Landkarte muss fest auf der Pappe sitzen, damit die Formen der Schnittkante gut sichtbar sind.
- Die Bezeichnungen von Städten, Flüssen oder Landschaften dürfen nicht zu klein geschrieben werden, damit sie besser als Orientierung dienen können.

Variation:

Bei sehr „fitten“ Gruppen kann man die Städte unbeschriftet lassen, damit die Übung schwieriger wird.

Mit dem fertigen Puzzle kann man weitere Übungen verbinden, z. B.:

- die angrenzenden Länder zeigen und benennen,
- Bilder von berühmten Bauwerken sammeln und an die richtigen Städte legen,
- alte Trachten den Regionen zuordnen,
- Bilder oder Namenskärtchen von Personen den Städten zuordnen, z. B. Goethe nach Weimar (oder Frankfurt), Brandt nach Berlin (oder Bonn) usw.,
- die Namen von kleineren geografischen Bereichen wie: Wiehengebirge, Fränkische Schweiz, Spreewald oder Chiemsee auf Kärtchen schreiben und an die richtige Stelle legen lassen.

Weitere Übungen

Eigene Erfahrungen:

Diese Übung wird von den Teilnehmern als „normales" Spiel angesehen und weniger als eine Möglichkeit, die anderen TN besser kennen zu lernen und von sich selbst etwas preiszugeben. Andererseits ist es durch die Variationen eine schöne Übung, die man nach der ersten Stunde weiterführen kann, z. B. während einer Freizeit oder bei regelmäßigen Treffen während der Reisezeit. Es bestehen hierbei seitens der TN keine Hemmschwellen.

4. Zeittafel

Kurzbeschreibung:

Die „Zeittafel" zeigt grafisch auf, wo die wichtigsten Jahre im Leben der Teilnehmer liegen, wo besonders emotionale Erlebnisse stattgefunden haben, die das Leben prägten oder zu „Schnittstellen" im weiteren Lebenslauf wurden.

Einsatzmöglichkeiten:

TN: ab ca. 50 Jahre, nach oben ist keine Grenze gesetzt.

Gruppengröße: Ab 10 Personen, die Gruppe sollte nicht größer als 20 Personen sein. Das Spiel ist nicht geeignet für demenziell Erkrankte.

Dauer: bei ca. 12 Personen 60 Minuten, für das gemeinsame Schlussgespräch ca. 30 Minuten.

Vorbereitungen: Aus festem Papier einen langen Streifen schneiden, auf dem Jahreszahlen eingetragen wurden. Die Zeittafel beginnt mit dem Geburtstag des ältesten Teilnehmers, jedes Jahr wird im Abstand von 1–2 cm verzeichnet, die Zehnjahresabschnitte werden besonders gekennzeichnet, das aktuelle Datum steht am Schluss. Bei 85-jährigen Teilnehmern ist die Zeittafel ungefähr 150 cm lang und ca. 20 cm breit.
Für die Eintragungen verschieden farbige dünne Stifte bereithalten.

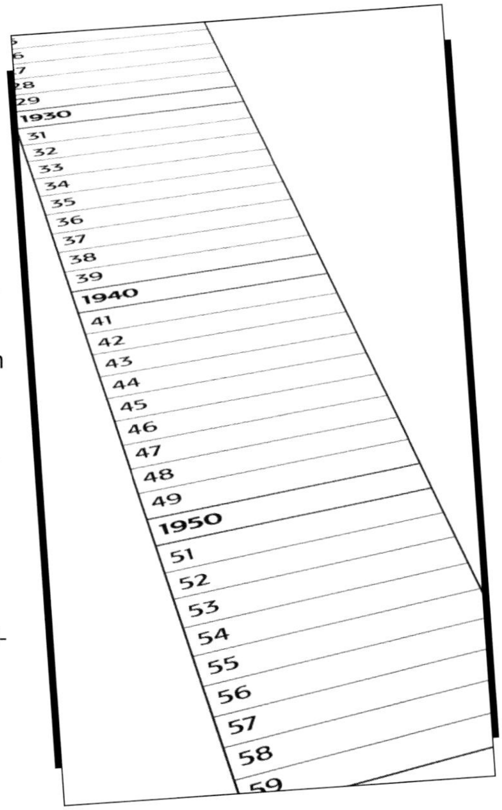

Die KL erklärt die Zeittafel, die auf dem Tisch liegt oder senkrecht am Flipchart oder an der Wand hängt. Jeder TN, der das möchte, kann Eintragungen in diese Zeittafel machen. Als Beispiel zeigt die KL mit einer eigenen Eintragung, welcher Tag im Leben für sie ein ganz besonderer war: z. B. der Tag, als ihr erstes Kind geboren wurde. Sie trägt mit ihrem Stift in das entsprechende Jahr ein: „Geburt von xy".

Durchführung:

Die KL gibt vor, was die TN erinnern und eintragen sollen, z. B. ein besonders prägendes Ereignis für das weitere Leben, ein besonders glückliches, ein schlimmes oder nur „ein wichtiges Erlebnis".
Jeder TN hat einen anderen Farbstift, der erste beginnt: Er macht den Eintrag in das entsprechende Jahr und erklärt der Gruppe, was das für ein Ereignis war und wie es verlaufen ist.
Natürlich können auch mehrere Dinge benannt und eingetragen werden. Wenn alle TN ihre Eintragungen gemacht haben, kann die KL einen neuen Denkansatz geben, der gleiche Vorgang wiederholt sich.

Anschließend kann man sehr schön feststellen, wann die ereignisreichsten Jahre für die Teilnehmer dieser Gruppe waren. Oft finden sie sich in der länger zurückliegenden Vergangenheit. Die KL kann darauf hinweisen und darum bitten, auch für die letzten 10 bis 20 Jahre noch entsprechende Ereignisse zu finden. Im abschließenden gemeinsamen Gespräch regt sie an, die gemeinsamen Erfahrungen aus ähnlichen Lebensabschnitten zu vergleichen und zu erörtern.

Mögliche Schwierigkeiten:

- Für Seh- und Körperbehinderte können beim Eintragen Probleme auftreten, die KL kann hier helfen.
- Einige Ereignisse, die man benennen möchte, kann man nicht mehr exakt einem Datum zuordnen.

Nachteile:

- Viele TN möchten nicht im großen Kreis z. B. über so emotional wichtige Dinge berichten.
- Einigen macht es Schwierigkeiten, Geschehnisse zeitlich einzuordnen und sie möchten sich diese Schwäche nicht eingestehen.

Besonders zu beachten:

- Die Gruppe muss vertraut miteinander sein, für Menschen, die sich noch fremd sind, ist dieses Spiel zu intim.
- Damit keine Monologe entstehen, muss die KL bei dieser Übung oft eingreifen und die Gruppe mit einbeziehen.

Variation:

In Kleingruppen können die Teilnehmer erarbeiten, was in ihrem Leben besonders wichtig war und sie geprägt hat: Das kann der Krieg sein, Erlebnisse in der Kindheit und Jugend, ein Mensch, der in ihr Leben getreten ist, ein tragischer Verlust usw. Jeder TN schreibt dazu seine Schlüsselworte auf kleine Zettel und heftet diese an die Zeittafel. Beim Gespräch im Plenum kann die KL einzelne Zettel nehmen und fragen, ob der jeweilige Schreiber etwas dazu sagen möchte, warum dieser Zettel hier hängt. Eine weitere Möglichkeit bietet sich, wenn Zeittafeln im Kleinformat kopiert werden, jeder TN erhält „seine" Zeit und trägt die angesagten Dinge ein. Im Gespräch kann er, wenn er möchte, einige Daten aus der Liste in die Gruppe einbringen.

Eigene Erfahrungen:

Bei dieser Übung machte ich eine merkwürdige Entdeckung: viele Frauen nannten die Hochzeit oder die Geburt eines (oft des ersten) Kindes als glückliches Ereignis; ich habe das gleiche noch nie einen Mann sagen hören. Für die Männer scheinen Beförderungen im Beruf, glücklich überstandene Strapazen oder das erste Auto/Motorrad sehr „glücklich machend" zu sein.

5. Schatzkiste

Kurzbeschreibung:

Die „Schatzkiste" ist ein emotionales Spiel, das anhand eines mitgebrachten Gegenstandes ein wichtiges Ereignis aus der Kinder- oder Jugendzeit erhellt. Das sinnliche Erleben mit dem Sehen des Gegenstandes und der vorgetragenen Geschichte kann sehr berührend sein.

Einsatzmöglichkeiten:

TN: ab 50 Jahre, nach oben sind keine Grenzen gesetzt, für demenziell veränderte Personen nicht geeignet, eine altersgemischte Gruppe hat sicher besonders interessante Gespräche.

Gruppengröße: ab 12 bis ca. 20 Personen.

Dauer: bei 15 Personen ca. 70 – 90 Minuten.

Vorbereitung: Im Gruppenraum wird ein Stuhlkreis aufgestellt, die Mitte wird durch ein schönes Tuch, einige dekorative Steine oder eine Pflanzschale gestaltet. Leise Musik soll den harmonischen Charakter unterstreichen.

Die TN werden gebeten, für die nächste Gruppenstunde einen Gegenstand mitzubringen, der sie an ein Erlebnis in ihrer Jugend oder Kindheit erinnert. Hier beginnt schon für die TN die Übung: was besitze ich noch aus dieser Zeit oder mit welchem Gegenstand aus der Jetzt-Zeit assoziiere ich ein Ereignis aus der Jugend?

Durchführung:

Die TN sitzen in dem geschlossenen Stuhlkreis und die KL beginnt, einen Gegenstand in die Mitte zu legen. Ihre Erklärung beginnt ungefähr so: „Dieser Gegenstand erinnert mich an meine Konfirmation. An dem Tag ist ..." Anschließend ermutigt sie die anderen TN, Fragen zu stellen oder etwas Ähnliches aus ihrem Erleben zu berichten. Wenn keiner mehr zu diesem Punkt etwas sagen möchte, kann in freier Folge der nächste TN seinen Gegenstand präsentieren.

Die Übung ist zu Ende, wenn alle TN ihren Gegenstand und die Geschichte dazu erzählt haben. Alle bleiben noch ein wenig sitzen, betrachten die ausgebreiteten „Schätze" in der Mitte und lassen die Gespräche ausklingen.
Jeder fühlt sich bereichert und hat die Gruppenmitglieder in zumindest einem Aspekt besser kennen gelernt und weiß diese besser einzuschätzen.

Mögliche Schwierigkeiten:

- Vermutlich wird niemand einen Gegenstand mitbringen, der an ein unliebsames Geschehen erinnert, das man nicht öffentlich besprechen will. Trotzdem kann es zu emotionalen Ausbrüchen kommen, die die KL und die TN auffangen müssen.
- Einige TN haben ihren Gegenstand zu Hause vergessen oder waren in der vorigen Gruppenstunde nicht anwesend, als die Aufgabe besprochen wurde. Dann können sie ganz lebendig beschreiben, was sie mitgebracht hätten und erzählen ihre Geschichte dazu.

Nachteile:

- Hier ist es für einige TN sehr schwierig und auch nicht erwünscht, nur als „stiller Beobachter" dabei zu sein und keinen Beitrag mitzubringen.
- Nicht jeder TN möchte in der großen Runde „seine" Geschichte erzählen, es gibt auch Animositäten zwischen den Gruppenmitgliedern, die den Austausch behindern können.

Besonders zu beachten:

- Der Raum sollte für diese Zeit störungsfrei sein.
- Bei schwierigen Erlebnisberichten kann die KL einfühlsam eingreifen, wenn sie glaubt, dem Erzählenden damit helfen zu können.
- Jeder TN sollte seinen Gegenstand erläutern können, deshalb muss die KL die Zeit im Auge behalten und notfalls Redezeiten einteilen.

Variation:

Diese Übung ist – wie schon beim „Bilderrätsel" beschrieben – auch in Kleingruppen zu bearbeiten. Das ist zeitsparender und für die Kleingruppe sehr intensiv. Wieder lernen sich hier nur Teile der Gesamtgruppe gut kennen, was ein kleiner Nachteil ist. Für eine Gesprächsrunde im Plenum muss Zeit einkalkuliert werden.

Auch eine spezielle Gedächtnistrainingsübung lässt sich mit dem Spiel „Schatzkiste" durchführen. Die KL notiert sich bei der Durchführung die Gegenstände, wer sie mitgebracht hat und welche Geschichte dazu erzählt wurde. Nun kann sie in der nächsten Gruppenstunde fragen: „Wer hat die Geschichte vom Teddy erzählt?" oder „Welche Geschichte gehörte zum Knopf?"

Eigene Erfahrungen:

Diese Übung war noch nie langweilig oder alltäglich, sondern voller Überraschungen und eine Quelle guter Gespräche. Viele TN bestätigten mir, dass sie sich anfänglich nicht trauten, im großen Kreis ihre Geschichte zu erzählen, nun aber froh seien und die Aufmerksamkeit oder Anteilnahme der anderen als angenehm empfänden.
Ich habe ganz anrührende Geschichten gehört. Nach diesem Spiel hatte sich die Gruppe bedeutend besser kennen gelernt.

6. Baum des Lebens

Kurzbeschreibung:

Im Spiel „Baum des Lebens" geht es darum, das eigene Leben mit dem eines Baumes zu vergleichen. Wo habe ich meine Wurzeln, welche Früchte hat mein Leben bisher gezeitigt? Fragen dieser Art kann sich jeder TN selbst stellen und beantworten.

Einsatzmöglichkeiten:

TN: TN ab 50 Jahre, die offen für neues Denken sind, keine demenziell Erkrankten.

Gruppengröße: wenn die Gruppe in Untergruppen aufgeteilt wird, spielt die Größe keine Rolle, die Untergruppen sollten 4 bis 6 Personen umfassen.

Dauer: Kleingruppenarbeit ca. 30 Minuten, Erstellen des Baumes ca.15 Minuten, Austausch im Plenum ca. 30 Minuten.

Vorbereitung: für jeden TN liegen kleine Blätter und ein Stift bereit. Auf jedem Tisch liegt ein größeres Blatt mit einem Baummotiv und zusätzlichen Angaben. An der Wand oder am Flipchart hängt eine vergrößerte Ausgabe dieser Zeichnung, eventuell farbig ausgemalt.

Die KL beginnt diese Übung mit einem Gedicht von Hermann Hesse, z. B. dem Gedicht „Gestützte Eiche" aus Hermann Hesse, „Bäume", Insel-Verlag.

Es gibt viele Beispiele in der Literatur und Historie, in denen das Leben des Menschen mit dem eines Baumes verglichen wird. Mit einigen dieser Beispiele kann man die TN an diese Übung heranführen und einstimmen.

Die KL teilt die Gesamtgruppe in Wunsch- oder Zufallsgruppen, auf jedem Tisch liegen das Aufgabenblatt und Zettel zum

Ausfüllen. Die Zettel werden nach der Kleingruppenarbeit an den großen Baum, an die Tafel oder die Wand geklebt oder geheftet.

Durchführung:

Gemeinsam werden am Tisch die Aufgaben besprochen: Verschiedene Teile des Baumes geben Anlass für Fragen, die jeder für sich beantworten kann.

Wurzeln: Wo sind meine Wurzeln, woraus schöpfe ich Kraft?
Stamm: Welche Stütze habe ich, was hält mich aufrecht?
Blätter: Was brauche ich zum Leben, was wechselt je nach Alter?
Blüten: Welche Pläne habe ich, was soll sich noch entwickeln?
Früchte: Welche Erfolge habe ich erreicht, worauf kann ich stolz sein?

Die schwierige Aufgabe wird erst gemeinsam diskutiert und für die Beantwortung Erfahrungen verglichen. Dann versucht jeder TN zu jedem Bereich eine Antwort auf einen Zettel zu schreiben. Wenn alle Zettel geschrieben sind, geht jeder TN an den großen Baum und heftet seine Zettel an die entsprechende Stelle.

Die KL kann abschließend einige oder alle Zettel nacheinander vorlesen und mit einem Feed-back die Stunde beenden.

Mögliche Schwierigkeiten:

- Der Einstieg in die Fragestellung fällt einigen TN schwer, viele Gedanken sind bisher ungedacht geblieben.
- Unklarheiten entstehen erst beim Ausfüllen des Arbeitsblattes und Fragen stören die anderen, (z. B. „Welche Wurzeln sind gemeint, die Heimat oder der Glaube?“).

Nachteile: keine.

Besonders zu beachten:

- Das Feed-back ist hier besonders wichtig; die KL fragt; „Wie ist es Ihnen mit dieser Übung ergangen?“
- Bei dieser Übung kommt es besonders auf die Hinführung und die genaue Aufgabenstellung an.

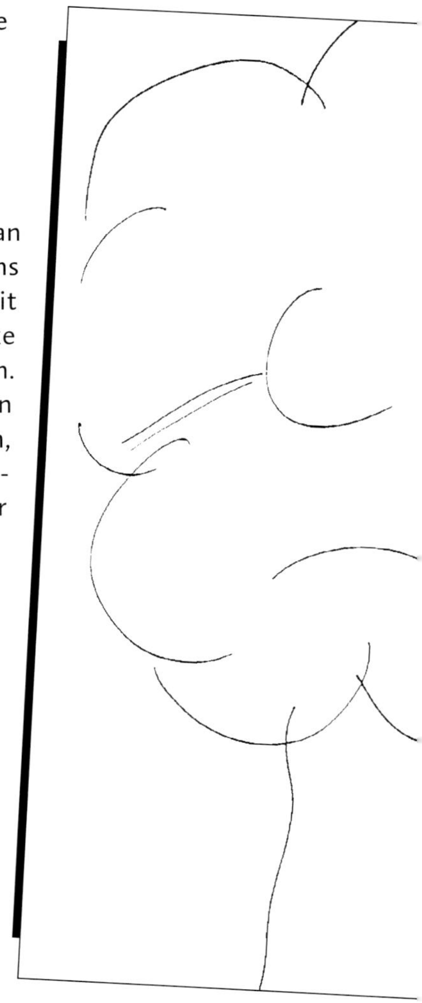

Variation:

Statt eines gemalten Baumes kann man auch einen echten kleinen Baum ins Zimmer stellen: einen starken Ast mit kleinen Seitenästchen, eine kleine Birke oder ein selbst gearbeiteter Holzbaum. Die bereitliegenden Zettel sollten dann anders gestaltet sein: in Blütenform, als kleine Äpfel, grüne Zettel in Blattform, braune und schwarze Zettel für Rinde und Wurzeln.

Die Übung lässt sich auch ohne die Gruppenarbeit durchführen, gemeinsam schreibt die KL alle Antworten der TN an die entsprechende Stelle des Riesenbaumes an der Wand.

Eigene Erfahrungen:

Diese Übung ist für jeden Einzelnen und die Gesamtgruppe ein Erlebnis besonderer Art. Die grafische Gestaltung inspiriert die TN und die vorangegangene Diskussion führt die Gedanken in neue Richtungen.

Einige TN haben mir nach dieser Übung gesagt, ihnen hätte ihr Leben noch nie so klar vor Augen gelegen wie jetzt, sie hätten Strukturen erkannt, die bisher unbemerkt geblieben seien. Interessant waren die Antworten auf die Frage nach den Blüten: „Welche Pläne hat man noch?“ Je nach Lebensalter fielen diese Antworten sehr schwer, wurden aber nach einigem Zögern gerne beantwortet.

Früchte:

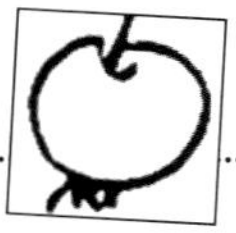

....

....

Blüten:

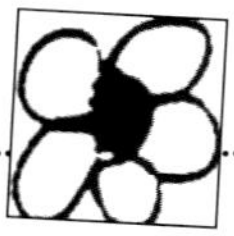

....

....

Blätter:

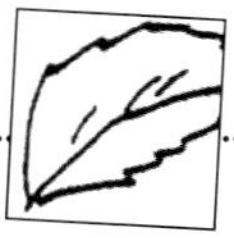

....

....

Stamm:

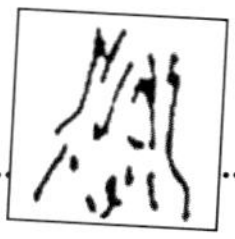

....

....

Wurzeln:

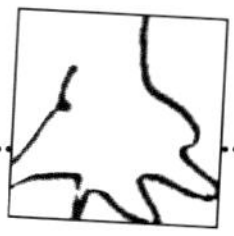

....

....

Vorbemerkung

Kenntnisse über das Leben anderer Menschen, über ihre Geschichte und Erfahrung, sind fast immer interessant und hilfreich. Besonders gilt dies in Zeiten gesellschaftlichen Wertewandels; biografische Literatur hat Hochkonjunktur und der Blick richtet sich auf Personen, deren Leben in der einen oder anderen Art prägend für andere Menschen war oder ist. Bei der Beschäftigung mit der Geschichte dieser Menschen liegt es nahe, zunächst nach den Einflüssen zu fragen, denen sie selbst ausgesetzt waren.

Carl Friedrich von Weizsäcker geht in seinem autobiografischen Rückblick *„Der Mensch in seiner Geschichte“* darauf ein, indem er zunächst im Blick auf seine Herkunft fragt: „Wer sind wir? Woher kommen wir? Wohin gehen wir?“
Mit diesen von alters her gestellten Fragen beschäftigen sich zunehmend Personen, die in der Altenarbeit tätig sind. Bereits Auszubildende spüren oder sind leicht davon zu überzeugen, dass die Begleitung eines alten Menschen, der Aufbau einer Beziehung, nur möglich ist, wenn der Gegenüber in seiner „Gestalt“ verstanden und angenommen wird. Zum Verstehen gehört das Wissen darüber, wie der Mensch ist, wie er geworden ist und wie er sein wird.

Definition

Im Sinne der Interventionsgerontologie ist Biografiearbeit als wesentlicher Beitrag zur umfassenden Begleitung des alten Menschen anzusehen.
In der Gerontologie werden unter dem Begriff der Intervention alle Maßnahmen und Bemühungen zusammengefaßt, die ein größeres psychophysisches Wohlbefinden des alternden Menschen zum Ziel haben.

Lehr

In der folgenden Unterrichtsreihe geht es um die Vermittlung theoretischer Kenntnisse beim biografischen Arbeiten; vielfältige Zugänge zur Biografie werden vorgestellt und laden zur Erprobung ein – auch hinsichtlich des Ziels, Biografie im historischen Kontext zu sehen.

Wichtig

In der Pflegeausbildung ist es wichtig, hierzu praktische Erfahrung zu vermitteln. Es setzt sich die Erkenntnis durch, dass bei dem Thema: *Biografiearbeit mit älteren Menschen* wichtig ist, dass die SchülerInnen die Individualität der älteren Menschen beachten. Um in rechter Weise mit den Älteren umgehen zu können, ist es unabdingbar, im Lernprozess zu ermöglichen, dass auch die SchülerInnen so oft wie möglich ihren individuellen Handlungsspielraum ausschöpfen können.
Beim Ausbildungsinhalt *Biografiearbeit praxisbezogen* besteht die Möglichkeit, zwischen unterschiedlichen Handlungsmöglichkeiten zu wählen.

Die Wahl kann nach Interesse und nach der zur Verfügung stehenden Zeit getroffen werden:
Situationsporträt / Individuelles biografisches Porträt / Erzählte Geschichten / Lebensbuch / Gesundheit / Würfelspiel / Buchbeschreibung / Biografiebogen...

Dieser konkrete praktische Umgang mit älteren Menschen und ihrer Biografie beinhaltet das Bemühen, das angeeignete Wissen zu reflektieren und im Sinne des alternden Menschen zu verwenden.

Die Zusammenfassung der Überlegungen kann dargestellt werden in der Gegenüberstellung der Aspekte:

Erinnern ist wichtig für den alten Menschen	**Erinnerungsarbeit ist wichtig für den Begleiter**

Durch diese Übung wird die Bedeutung der Biografiearbeit dargestellt. (Siehe auch den Text, Seite 98).

Ziele der Unterrichtsreihe

1. Klärung der emotionalen und kognitiven Einstellung zur Biografiearbeit

Die PflegeschülerInnen haben Gelegenheit, sich mit dem Thema: „Biografiearbeit" in unterschiedlichen theoretischen Aspekten zu befassen.
Anhand einiger praktischer Übungen werden sie angeleitet, ihre eigene Biografie zu reflektieren.
Die KursteilnehmerInnen sollen erkennen, dass die Beachtung des historischen Kontextes bei der Biografiearbeit unerlässlich ist.

2. Praktischer, kreativer Zugang zur Biografiearbeit

Die SchülerInnen werden befähigt, kreativ und konkret praktische Umsetzungsmöglichkeiten der Biografiearbeit zu erproben.

3. Grundhaltung

Vermittlung der Erkenntnis, dass entscheidend für den Erfolg aller Interventionsformen die Grundhaltung ist, mit der man dem alten Menschen begegnet und dass Biografiearbeit nur unter ausdrücklicher Wahrung der Würde des alten Menschen geleistet werden kann.

4. Handlungsmuster

Die KursteilnehmerInnen werden in die Lage versetzt, die gegenwärtige Situation eines alten Menschen im Blick auf seine Biografie kritisch zu hinterfragen und daraus Handlungsmuster für die Zukunft zu entwickeln.

5. Vertiefung – Lernzielkontrolle

Die SchülerInnen sollen in der Lage sein, sich schriftlich über das Thema „Biografiearbeit“ zu äußern.
Eine Vertiefung des Inhaltes kann auch durch eine praktische Übung zum Inhalt erfolgen.
Die SchülerInnen sind in der Lage, ihre erstellten Arbeiten im Klassenverband darzustellen

Inhalte der Unterrichtsreihe

Themenübersicht

1. Einstieg

1.1 Biografisches anhand von Bildern und Fotos
1.2 Sprung in die eigene Biografie
Geschichten meiner eigenen Erfahrungen
Methodische und didaktische Varianten
1.3 „Brainstorming“: zum Begriff Biografie

2. Theoretische Aspekte

2.1 „Bausteinsammlung“ im Theorieteil
2.2 Methodische Tipps

3. Informationen zum historischen Hintergrund

3.1 Literaturrecherche
3.2 Methodische Tipps

4. Biografiearbeit praxisbezogen

4.1 Zugänge zur Biografiearbeit
Informationen über mögliche Themen und deren konkrete Umsetzung
4.1.1 Situationsporträt
4.1.2 Biografisches Porträt

4.1.3 Erzählte Geschichten
4.1.4 Gesundheit mit biografischem Blick
4.1.5 Lebensbuch
4.1.6 Würfelspiel
4.1.7 „Das Buch hat mir gefallen"
4.1.8 Biografiebogen

5. Vertiefungsmöglichkeit

5.1 Kreative Gestaltung eines praktischen Zugangs zur Biografie
5.2 Schriftliche Wiederholung
5.3 Bedeutung der Biografiearbeit Theorie und Arbeitsbogen

6. Handlungsorientierung

Möglichkeiten und Grenzen der Realisierung

1. Einstieg

1.1 Biografisches anhand von Bildern und Fotos

Material: benötigt werden Fotos, Gesichter, Darstellungen (aus Zeitschriften, Büchern) von alten Menschen und einige Daten aus deren jeweiliger Lebensgeschichte. Es bietet sich an, die Daten der Person auf der Rückseite der Darstellung zu notieren.

Methode: Die Teilnehmer betrachten zunächst nur die bildliche Darstellung. Sie werden aufgefordert, sich Gedanken zu machen: Wie alt mag die Person sein? Wie ist die jetzige Lebenssituation? Wie ist wohl das Leben verlaufen? Welchen Beruf hatte die Person?

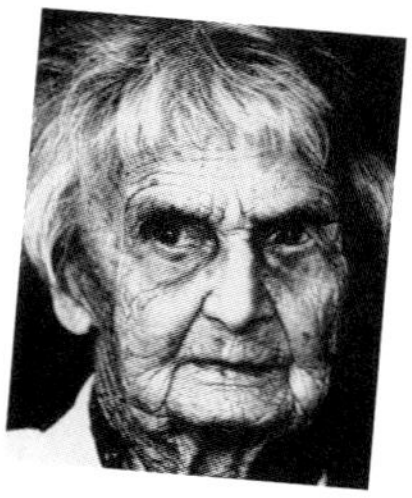

Tipp: Für diesen Einstieg eignet sich das Buch: Harald-Wenzel-Orf „Mit hundert war ich noch jung. Die ältesten Deutschen“ , ©2000 Econ Ullstein List Verlag GmbH & Co.KG, München (s. Fotos und Textauszug).

Fazit

Persönliche Erfahrung: Die abgebildeten Personen werden häufig viel jünger eingeschätzt. Die Teilnehmer sind erstaunt über die Lebesfülle, den Lebensverlauf, die Haltung der Personen. Die Fotos werden ausgetauscht, verglichen … Es kommt häufig zu Diskussionen über Lebensstil, Hobby, Krieg …

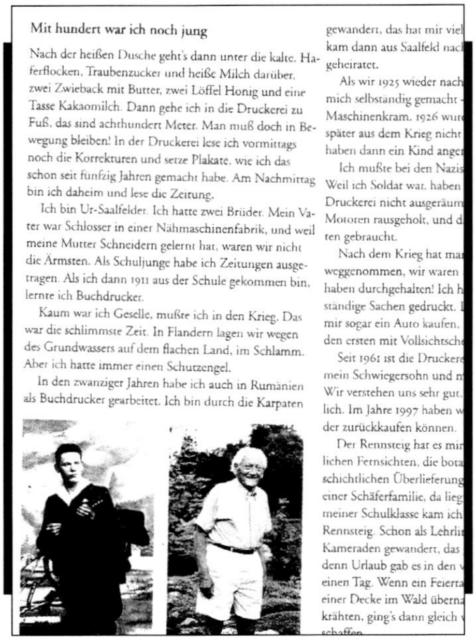

Mit hundert war ich noch jung

Nach der heißen Dusche geht's dann unter die kalte. Haferflocken, Traubenzucker und heiße Milch darüber, zwei Zwieback mit Butter, zwei Löffel Honig und eine Tasse Kakaomilch. Dann gehe ich in die Druckerei zu Fuß, das sind achthundert Meter. Man muß doch in Bewegung bleiben! In der Druckerei lese ich vormittags noch die Korrekturen und setze Plakate, wie ich das schon seit fünfzig Jahren gemacht habe. Am Nachmittag bin ich daheim und lese die Zeitung.

Ich bin Ur-Saalfelder. Ich hatte zwei Brüder. Mein Vater war Schlosser in einer Nähmaschinenfabrik, und weil meine Mutter Schneidern gelernt hat, waren wir nicht die Ärmsten. Als Schuljunge habe ich Zeitungen ausgetragen. Als ich dann 1911 aus der Schule gekommen bin, lernte ich Buchdrucker.

Kaum war ich Geselle, mußte ich in den Krieg. Das war die schlimmste Zeit. In Flandern lagen wir wegen des Grundwassers auf dem flachen Land, im Schlamm. Aber ich hatte immer einen Schutzengel.

In den zwanziger Jahren habe ich auch in Rumänien als Buchdrucker gearbeitet. Ich bin durch die Karpaten

gewandert, das hat mir viel
kam dann aus Saalfeld nac
geheiratet.

Als wir 1925 wieder nach
mich selbständig gemacht
Maschinenkram. 1926 wur
später aus dem Krieg nicht
haben dann ein Kind ange

Ich mußte bei den Nazis
Weil ich Soldat war, haben
Druckerei nicht ausgeräum
Motoren rausgeholt, und d
ten gebraucht.

Nach dem Krieg hat ma
weggenommen, wir waren
haben durchgehalten! Ich h
ständige Sachen gedruckt.
mir sogar ein Auto kaufen,
den ersten mit Vollsichtsch

Seit 1961 ist die Druckere
mein Schwiegersohn und m
Wir verstehen uns sehr gut,
lich. Im Jahre 1997 haben w
der zurückkaufen können.

Der Rennsteig hat es mir
lichen Fernsichten, die bota
schichtlichen Überlieferung
einer Schäferfamilie, da lieg
meiner Schulklasse kam ich
Rennsteig. Schon als Lehrli
Kameraden gewandert, das
denn Urlaub gab es in den
einen Tag. Wenn ein Feierta
einer Decke im Wald überna
krähten, ging's dann gleich
schaffen.

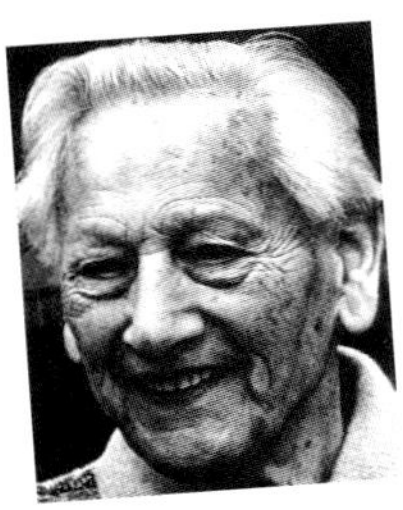

Durch den Einstieg wird das Interesse an der biografischen Arbeit geweckt.

1.2 Sprung in die eigene Biografie
Geschichten meiner eigenen Erfahrungen
Methodische und didaktische Varianten

Im Umgang mit der Lebensgeschichte der uns anvertrauten Menschen ist es hilfreich, auch die eigene Biografie in den Blick zu nehmen.

Vorschlag 1: Lebensweisheiten, die mein Leben begleiten

Material: Rote und grüne Papierstreifen (DIN A 6)

Methode: Jede(r) Teilnehmer(in) bekommt einen roten und einen grünen Zettel.

Aufgabe: Schreiben Sie bitte auf den **roten** Zettel eine Redewendung/Lebensweisheit/einen Ausspruch, der Sie seit Ihrer Kindheit begleitet und den Sie damals als wenig hilfreich, eher hemmend für sich empfunden haben.

Beispiele

Ordnung ist das halbe Leben
Lerne leiden ohne zu klagen
Solange du die Füße unter meinen Tisch stellst …

Schreiben Sie bitte auf den **grünen** Zettel Aussprüche, die Ihnen in Ihrem Leben positive Begleiter waren, die Sie eventuell ermutigt haben.

Beispiel: *Wer wagt, gewinnt*
Es wird nichts so heiß gegessen, wie es gekocht wird
Jeder Tag ist ein neuer Anfang

Die TN stellen ihre persönliche Auswahl vor. Manchmal wird festgestellt, dass Aussprüche, die in der Kindheit als lästig empfunden wurden, im Erwachsenenalter eine andere Bewertung erhalten, z. B. Ordnung ist das halbe Leben.

Persönliche Erfahrung: Diese Methode eröffnet einen intensiven Erfahrungsaustausch über Lebensweisheiten, Lebensstile ... Mit dem Hinweis, dass viele ältere Menschen gern mit Lebensweisheiten umgehen, wird diese Methode auch einsichtig für die Arbeit mit Älteren. Aussage einer Altenpflegeschülerin: *„Meine Oma hat für jede Lebenssituation einen Spruch parat."*

Vorschlag 2: Eine beeindruckende Person im frühen Lebenslauf

Methode: Die Teilnehmer werden gebeten, sich in ihre Kindheit zurückzuversetzen. Sie sollen versuchen, eine beeindruckende Person zu erinnern. „Versetzen Sie sich in Ihre Kindheit und erzählen Sie von einer Person, die Sie beeindruckt hat."

Weiterführende Fragen:

- Welche Werte wurden durch diese Person verkörpert?
- Gab es in Ihrer Familie Wertorientierungen? (Kirche, Staat, was sollen denn die anderen denken?)
- Sind diese Wertorientierungen eventuell prägend für Sie gewesen?
- Wie ist es heute?

Persönliche Erfahrungen: Diese Biografierunde eröffnet intensive persönliche Gespräche. Es ist bei der Planung darauf zu achten, dass die Atmosphäre für diese Begegnungen untereinander günstig ist (wenn in der nächsten Stunde eine Arbeit geschrieben wird, sollte man dieses Gespräch verschieben). Die TN lassen sich auf das Gespräch ein, und es kommt zu lustigen und auch ganz ernsthaften Schilderungen. Für die TN wird deutlich, dass Erlebnisse, die tief im Lebenslauf verschwunden sind, durch geeignete Fragestellung und stimmige Atmosphäre wieder hervorgeholt und durch Gespräch bearbeitet werden können.

1.3 Brainstorming zum Begriff „Biografie“

Material: Tafel und Kreide

Methode: Die TN werden aufgefordert, alle Gedanken und Vorstellungen zur **Biografie** auf der Tafel zu notieren.

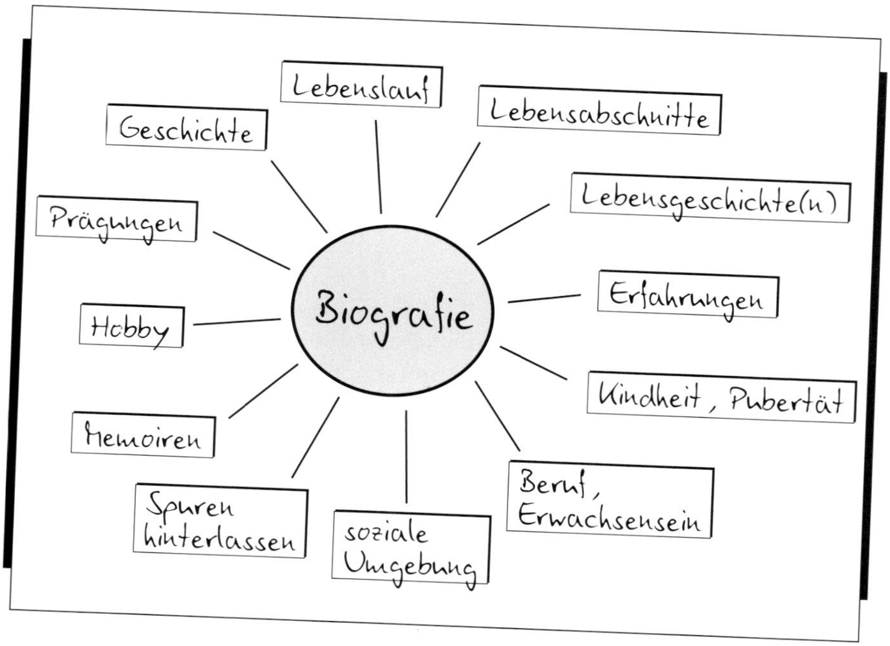

Beispiel

Persönliche Erfahrung: Bei dieser Methode können sich alle TN beteiligen.

2. Theoretische Aspekte

Die unterschiedlichen Einstiegsmöglichkeiten haben das Ziel, die TN für die Biografiearbeit zu öffnen. Da der Unterricht bis jetzt die TN zu Wort kommen ließ, bietet sich jetzt an, Vorstellungen und Definitionen verschiedener Wissenschaftler kennenzulernen.

2.1 „Bausteinsammlung" im Theorieteil
2.2 Methodische Tipps

Im Theorieteil des Buches befindet sich eine „Bausteinsammlung", die so angelegt ist, dass im Unterrichtsverlauf an passender Stelle einzelne „Bausteine" gelesen und bearbeitet werden können. Dadurch wird die persönliche Erfahrung der TN durch theoretisches Wissen erweitert.

Material: Kopien der Bausteine *1. Biografie ist mehr als Lebenslauf (s. Seite 9f.)* und *2. Definitionen und Erläuterungen nachgeschlagen (s. Seite 11ff.).*

Methode: Die TN lesen laut die Informationen und werden angeregt, die für sie wichtigen Stellen mit dem Textmarker zu kennzeichnen. Zur Vertiefung wird von jedem TN die von ihm als wichtig erkannte Aussage vorgelesen. Doppelnennungen unterstreichen die Wichtigkeit dieser Passage.

Persönliche Erfahrung: Der Hinweis, dass die TN nach dem Lesen der Texte gebeten werden, die subjektiv wichtigsten Aussagen vorzutragen, erhöht die Aufmerksamkeit.

Weiterführende Variante: Erstellen eines Mind-Map
Es hat sich als nützlich im Lernprozess erwiesen, theoretische Inhalte graphisch darzustellen, um den Lernstoff zu vertiefen. Hier könnte im Laufe der Unterrichtsreihe ein Mind-Map erstellt werden, das immer ausführlicher Facetten der Biografiearbeit bildlich darstellt.

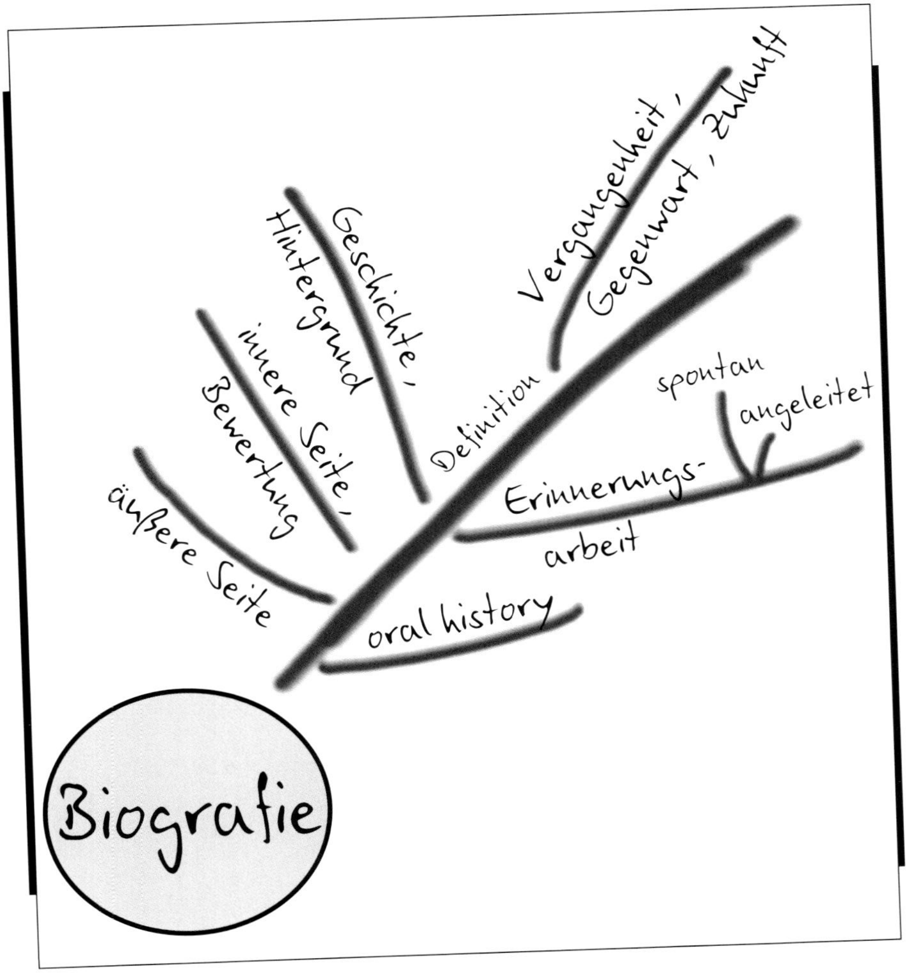
Biografie
äußere Seite
Bewertung
innere Seite,
Hintergrund
Geschichte,
Definition
Vergangenheit,
Gegenwart, Zukunft
spontan
angeleitet
Erinnerungs-
arbeit
oral history

3. Informationen zum historischen Hintergrund

3.1 Literaturrecherche

Die TN werden gebeten, ihre Geschichtskenntnisse aufzufrischen. Die Lebenswirklichkeit älterer Menschen kann nur dann nachempfunden werden, wenn die von ihnen „erlebte“ Vergangenheit bekannt ist.

Material: Vorgegebene Literatur:

Kauffeld; Kühnert; Wittrahm 1994, Lebensgeschichte im historischen Kontext. Dümmler, in: Psychologische Grundlagen der Altenarbeit, S. 59 f.
Falk, Juliane 1992, Leben in der 1. Hälfte unseres Jahrhunderts, in:thema KDA.
Rasehorn, Helga 1991, Reise in die Vergangenheit. Anregungen zur Gestaltung von Gesprächsrunden mit alten Menschen, Vincentz, Hannover.
Das 20. Jahrhundert in Wort und Bild 1999, Neckarsulm, Mixing.

3.2 Methodische Tipps

Methode: Die TN referieren einzeln über einen geschichtlichen Aspekt.
Die Beteiligten wählen ihren Schwerpunkt selbst.

Persönliche Erfahrung: Zusätzlich zur angebotenen Literatur wurden weiterführende Informationen angestrebt.
Neben der gewonnenen Information über das 20. Jahrhundert, war es für viele TN eine gute Übung, vor einer Gruppe zu referieren.
Das Mind-Map kann weitergeführt werden. Um Land und Leute, deren Wohn- und Arbeitsbereiche aus vergangener Zeit kennenzulernen, bietet sich ein Besuch im Museum an; den TN hat das sehr viel Spaß bereitet, so dass sie den Besuch mit ihrer

Familie und auch mit Heimbewohnern wiederholt haben.
Eine gute Möglichkeit, Geschichte hautnah zu erleben besteht darin, Zeitzeugen in den Kurs einzuladen.
siehe Bausteinsammlung: *Intergenerative Erinnerungsarbeit* *(s. Seite 21f.).*

4. Biografiearbeit praxisbezogen

4.1 Zugänge zur Biografiearbeit Informationen über mögliche Themen und deren konkrete Umsetzung

Material: Vorbereitete DIN A4 Bögen

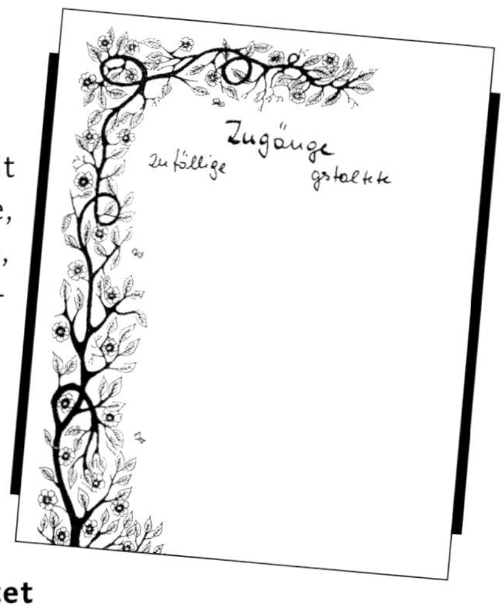

Methode: Wahlweise: Einzeln, zu zweit oder zu dritt sammeln die TN Zugänge, bewusst wahrgenommene Situationen, die eine Biografieorientierung erleichtern können.

Zugänge

zufällig

Im Zimmer von Frau H. liegen viele selbstgehäkelte Deckchen; ich erfahre, dass Frau H. viel gehandarbeitet hat.
Fotos/Sprichwörter/
Musik/Blumen/Kleidung/
Schmuck/Tiere/
Differenziertes Zuhören beim Pflegeprozess:
Waschgewohnheiten/Narben/
Katastrophen: 11.9.01/
Nachrichten/
Gesten/Mimik

gestaltet

Gespräch mit Angehörigen/
Nachbarn/
biografisches Gedächtnistraining/
Gegenstände aus früherer Zeit/
Kaffeemühle/Waschbrett/
Strickliesel …
Spielrunde: Vertellekes
Anschauen von Fotoalben/
Aufsuchen alter Plätze/
Stadt/Friedhof/
eine mitgebrachte Kastanie/
Feste/Feiern/Bräuche/
„Ich schreibe am Buch meines Lebens“

Persönliche Erfahrung: Obwohl einige Aussagen in beide Kategorien passen, ist es ratsam, diese Aufteilung vorzunehmen. Es gilt deutlich zu machen, dass biografisches Arbeiten auch in der täglichen Pflege möglich ist.
Die TN erarbeiten eine Fülle von Zugängen, die im Laufe des Unterrichts immer differenzierter werden. Es wird erkannt, dass auch die ganz kleinen Wahrnehmungen wichtig sind.

■

4.1.1 Situationsporträt

Material: Folien und Folienstifte

Methode: Gestaltung eines Situationsporträts.
Die TN werden aufgefordert, Dreier- oder Vierergruppen zu bilden. Es soll versucht werden, von jeweils einer Person aus der Kleingruppe Informationen zu sammeln, so dass deren „Ist-Situation“ beschrieben wird.
Die Informationen sollen geordnet und graphisch gestaltet werden.
Zeitvorgabe: ca. 30 Min.
Anschließend werden einzelne Situationsporträts vorgestellt und besprochen.
Dann wird von dem Kursleiter ein vorbereitetes Situationsporträt einer alten Dame vorgestellt.

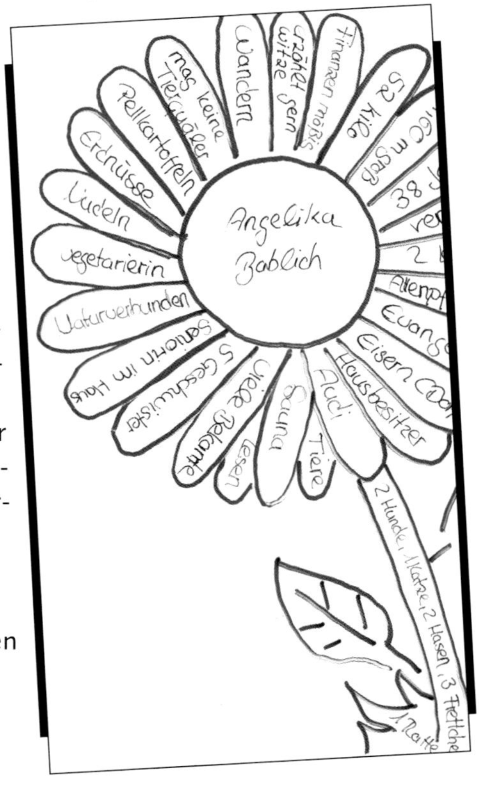

Tipp: Welche Bereiche sollen angesprochen werden?

Persönliche Erfahrung: Die Erstellung eines Situationsporträts und dessen graphische Darstellung macht den TN Freude. In unterschiedlichen Formen und Symbolen wird das Porträt dargestellt.

D e Diskussion der Ergebnisse führt zu der Frage, wie der Mensch zu dem geworden ist, was er jetzt ist. Die Erkenntnis ist einsichtig: die Gegenwartssituation des Einzelnen ist untrennbar mit seiner individuellen Geschichte verbunden.

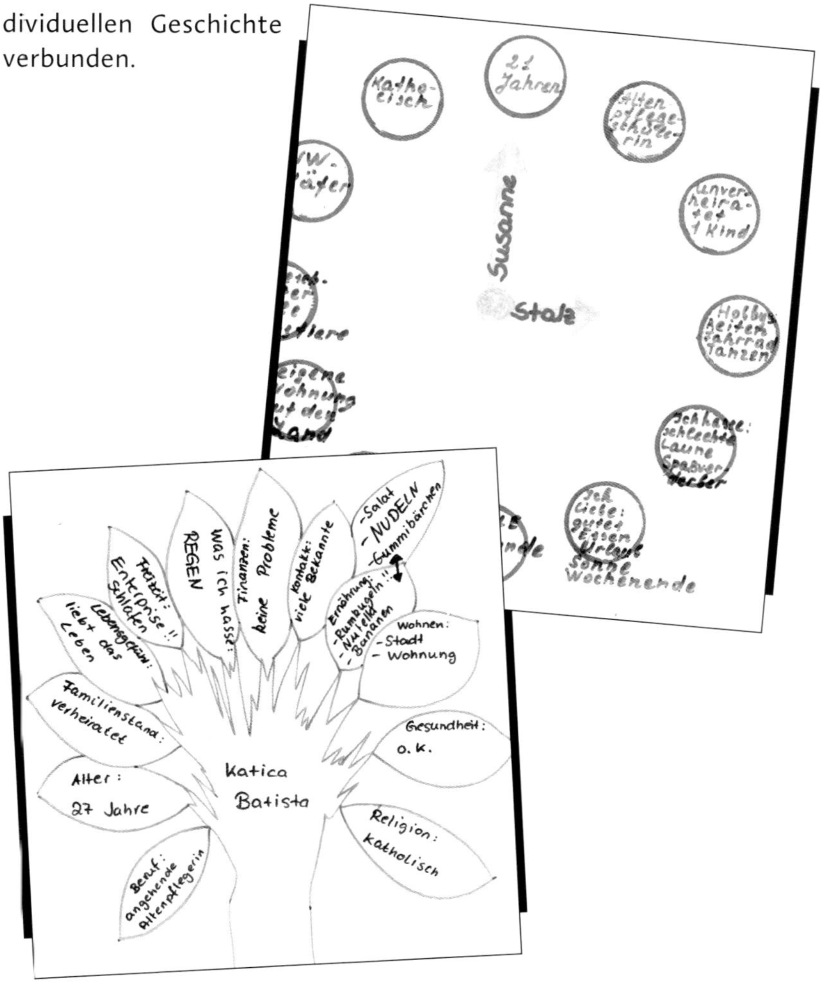

4.1.2 Biografisches Porträt

Material: biografisches Porträt einer alten Dame (Foliendarstellung)

Methode: Kursleiter Impuls

Informationsmangel mindert das Verständnis für den anderen, für den alten Menschen.

Der alte Mensch, den wir jetzt verwirrt, zerbrechlich und pflegebedürftig wahrnehmen, hat vielleicht aktive Jahrzehnte „durchlebt", einen interessanten Beruf ausgeübt; er ist durch Erfahrungen und Erlebnisse geprägt, die ihn zu einer einmaligen, unverwechselbaren Person machen. Sie hat neben ihrer unantastbaren Würde Anspruch auf Achtung und Wertschätzung.

Im Unterrichtsverlauf kann an dieser Stelle der Text gelesen werden, mit dem eine Frau Abschnitte ihres Lebens skizziert hat. Der Text wurde nach ihrem Tod gefunden und endet mit der Bitte: „... schau ganz genau – schau auf mich!" Es soll deutlich werden, dass achtsame Wahrnehmung eine unverzichtbare Voraussetzung ist bei der Erstellung eines biografischen Porträts. Der ältere Mensch muss ernstgenommen werden.

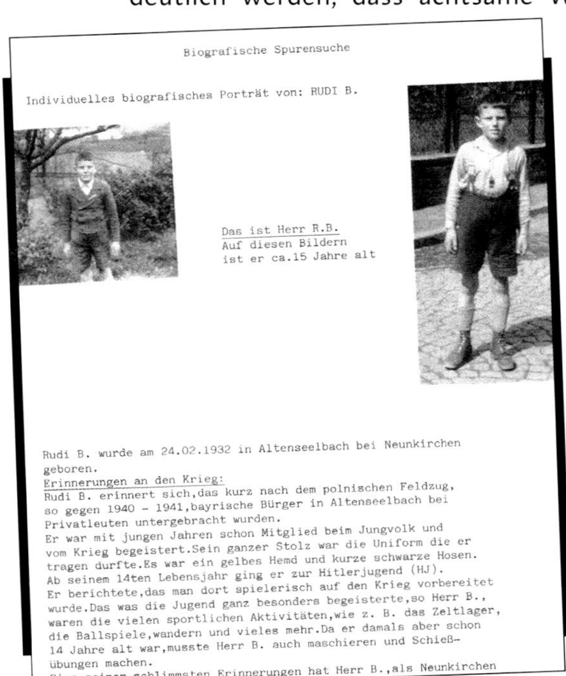

Biografische Spurensuche

Individuelles biografisches Porträt von: RUDI B.

Das ist Herr R.B.
Auf diesen Bildern
ist er ca.15 Jahre alt

Rudi B. wurde am 24.02.1932 in Altenseelbach bei Neunkirchen
geboren.
Erinnerungen an den Krieg:
Rudi B. erinnert sich,das kurz nach dem polnischen Feldzug,
so gegen 1940 - 1941,bayrische Bürger in Altenseelbach bei
Privatleuten untergebracht wurden.
Er war mit jungen Jahren schon Mitglied beim Jungvolk und
vom Krieg begeistert.Sein ganzer Stolz war die Uniform die er
tragen durfte.Es war ein gelbes Hemd und kurze schwarze Hosen.
Ab seinem 14ten Lebensjahr ging er zur Hitlerjugend (HJ).
Er berichtete,das man dort spielerisch auf den Krieg vorbereitet
wurde.Das was die Jugend ganz besonders begeisterte,so Herr B.,
waren die vielen sportlichen Aktivitäten,wie z. B. das Zeltlager,
die Ballspiele,wandern und vieles mehr.Da er damals aber schon
14 Jahre alt war,musste Herr B. auch maschieren und Schieß-
übungen machen.
Eine seiner schlimmsten Erinnerungen hat Herr B.,als Neunkirchen

Eine weitere Grundvoraussetzung zur Erstellung einer biografischen Arbeit ist das Vorhandensein entsprechender Rahmenbedingungen. Die Erzählatmosphäre ist wichtig.

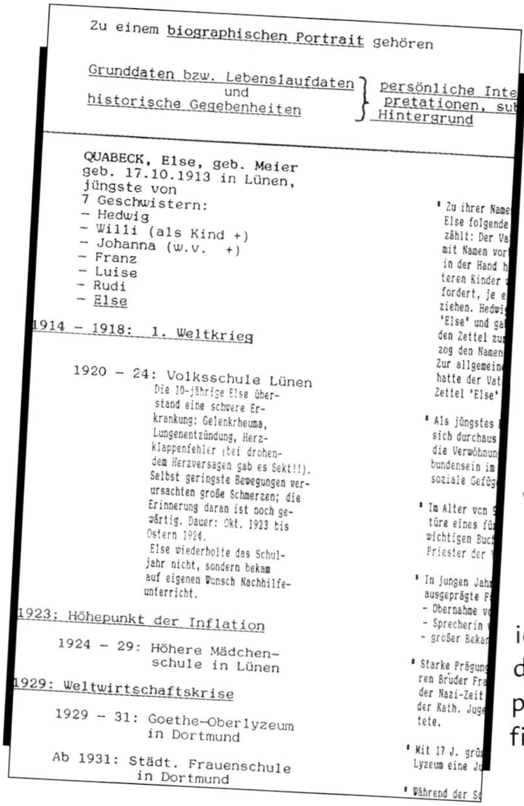

Zu einem biographischen Portrait gehören

Grunddaten bzw. Lebenslaufdaten und historische Gegebenheiten } persönliche Inte pretationen, sub Hintergrund

QUABECK, Else, geb. Meier
geb. 17.10.1913 in Lünen,
jüngste von
7 Geschwistern:
- Hedwig
- Willi (als Kind +)
- Johanna (w.v. +)
- Franz
- Luise
- Rudi
- Else

1914 - 1918: 1. Weltkrieg

1920 - 24: Volksschule Lünen
Die 10-jährige Else überstand eine schwere Erkrankung: Gelenkrheuma, Lungenentzündung, Herzklappenfehler (bei drohendem Herzversagen gab es Sekt!!). Selbst geringste Bewegungen verursachten große Schmerzen; die Erinnerung daran ist noch gegenwärtig. Dauer: Okt. 1923 bis Ostern 1924.
Else wiederholte das Schuljahr nicht, sondern bekam auf eigenen Wunsch Nachhilfeunterricht.

1923: Höhepunkt der Inflation

1924 - 29: Höhere Mädchenschule in Lünen

1929: Weltwirtschaftskrise

1929 - 31: Goethe-Oberlyzeum in Dortmund

Ab 1931: Städt. Frauenschule in Dortmund

- Zu ihrer Name Else folgende zählt: Der Va mit Namen vor in der Hand h teren Kinder fordert, je e ziehen. Hedwi 'Else' und ga den Zettel zu zog den Namen Zur allgemein hatte der Vat Zettel 'Else'
- Als jüngstes sich durchaus die Verwöhnun bundensein im soziale Gefüg
- Im Alter von türe eines fü wichtigen Buc Priester der
- In jungen Jah ausgeprägte F
  - Obernahme v
  - Sprecherin
  - großer Bekan
- Starke Prägung ren Brüder Fr der Nazi-Zeit der Kath. Juge tete.
- Mit 17 J. grü Lyzeum eine J
- Während der S

Der andere Mensch lässt uns teilnehmen an seinem Lebenswissen; das erfordert verantwortungsvollen, respektvollen Umgang mit der gelebten Geschichte. Der alte Mensch bestimmt Tempo, Intensität und Dauer des Gesprächs. Er geht voran, wir begleiten ihn.

Während des Unterrichts soll deutlich werden, wie zahlreich die Aspekte bei einem Biografiegespräch sein können.

Beispiel:
Else Quabeck. Anhand des Situationsporträts dieser Dame werden die TN angeregt, Fragen zu stellen.
Name:
Else/warum dieser Name/weitere Vornamen/Kosenamen
Familienstand:
verwitwet/keine Kinder/wie lange verheiratet/…
Gesundheit: …

Die Fragen finden eine Antwort in dem ausführlichen **biografischen Porträt** von Else Quabeck.

Die **Lebenslaufdaten** wurden vor dem jeweiligen **historischen Hintergrund** gesehen und zusätzlich durch persönliche **Interpretation** ergänzt.

Persönliche Erfahrung: Die TN sind sehr konzentriert und betroffen, in dieser Form die Lebensgeschichte einer älteren Person zu erfahren und zu begreifen. Manchmal äußern sie ihr Unverständnis: warum heiratet eine Frau, die nur drei Wochen verheiratet war und dann Kriegerwitwe wurde, nicht wieder? Es schließt sich häufig eine Diskussion an über Werte wie Liebe und Treue ...

Auf den Spuren der Vergangenheit

Literaturtipp

Lebensbereiche: zusammengestellt im Unterricht anhand von Literatur z. B. „Lebensgeschichten“ – Vincentz Verlag; „Erinnern“, Lambertus-Verlag und Anregungen der TN und KL (s. Anlage).

Familienleben

Beispiele

Welche Personen gehörten zur Familie? Wie war das mit dem Badetag? Erinnern Sie sich noch an einige Räume im Haus (Treppenhaus, die gute Stube, an bestimmte Gerüche, Geräusche)? Welche Anstandsregeln waren wichtig, das rechte Händchen, der Knicks, wer saß am Familientisch „oben“? Wo wurde gegessen, hatte jeder seinen festen Platz, wurde bei Tisch gebetet? Wurde jemand bei Tisch bevorzugt (das größte Stück Fleisch), was änderte sich, wenn Besuch kam?
Erinnern an Speisen und Lieblingsgerichte aus der Kindheit (Brotsuppe, armer Ritter).
Namen der Lebensmittel: Kartoffeln, Möhren, Hefe ...
Was ich so gerne noch einmal essen würde ...
Kochrezepte erinnern.
Ernährung in Notzeiten – eventuell gemeinsam kochen.
Erfahrungen über die Erziehung in der Kindheit, ein Junge weint nicht, der Klügere gibt nach ...

Hausarbeit

Putzmittel zum Anfassen – hölzerner Schrubber, Scheuerlappen, Blecheimer, Wurzelbürste, Schuhwichse ...
Waschtag – an welchem Tag wurde gewaschen, um wieviel Uhr wurde begonnen, gab es fließendes Wasser, wie wurde das

Wasser erhitzt, welche Waschmittel wurden benutzt, wie wurde die Wäsche gespült, gebleicht, gestärkt, wo wurde die Wäsche getrocknet, wie wurde gebügelt, wie oft wurde die Bettwäsche gewechselt ...?
Haushaltsutensilien – Tücher, Bügeleisen ...
Den Geruch, den ich noch in der Nase habe ...
Wie sah die ehemalige Küche aus ...?
Handarbeiten – stopfen, flicken, häkeln, stricken ...
Gartenarbeit – Mussten Sie sich von der Gartenarbeit ernähren? Vielleicht in ein Gartenzenter gehen ...?
Spare in der Zeit, so hast du in der Not – vom Wegwerfen.

Kinderspiele

Spielsachen zum Anfassen: Gummiball, Kreide, Murmeln, Strickliesel, Stoffpuppe ...
Spiele – Himmel und Hölle ...
Kinderreime Teddybär, Teddybär, dreh dich um ... Taler, Taler, du musst wandern ...
Puppenstube ... Erinnerungen an meine Puppe, welchen Namen hab ich ihr gegeben?
Brettspiele – Halma – Mensch ärgere dich nicht ...
Kartenspiele, selbstgemachtes Spielzeug – Lieblingsspielzeug-
Kinderfreundschaften – Spielten Mädchen und Jungen gemeinsam?

Schulzeit

Wo ich zur Schule gegangen bin ... Schulsachen – Gegenstände herumreichen.
Das war meine Schulzeit: Wie sah meine Schule von innen aus, welche Möbel gab es im Klassenzimmer, wo habe ich gesessen, um wieviel Uhr begann die Schule, was waren die Lieblingsfächer, gab es Schulspeisung, was konnte man in den Pausen spielen, an welchen Lehrer erinnere ich mich ...? Was ist wohl in dem Ranzen drin? Pausenbrot, Pfennige, Süßigkeiten, Heft, Bücher, Poesiealbum ...
Schulstreiche, Schönschrift, Haltung einnehmen, was trugen die Schüler und Schülerinnen?, die Schule wechseln, die Schule verlassen, was mir an der Schule am besten gefallen hat.

Nachbarschaft

Wo sind Sie aufgewachsen? In der Stadt, auf dem Dorf, auf dem Land ...? Was ist auf der Straße los, gab es in der Straße irgendwelche Leute, die Originale waren – die Klatschbase, die Streithähne ...? Die Nachbarskinder, der Tante Emma Laden – der Kaufmannsladen, der Metzger, der Bäcker – wer bediente die Kunden, wie war die Ware angeordnet, wie sahen die Schaufenster aus, wer nahm das Geld in Empfang, wie ging man mit Kindern um?

Feiern und Festtage

Mein liebster Tag im Jahr, gab es besondere Vorbereitungen, wie kleidete man sich, gab es typische Speisen, kam Besuch?
Feste im Freien – Erntedankfest, Turnertag, Kirchfeste ... Was gab es zu essen, welche Lieder wurden gesungen?
Sonntag früher und heute – und am 7. Tage sollst du ruhen ...
Einladung zum Kaffeeklatsch. Taufe, Hochzeit, Beerdigung, wie sich die Zeiten ändern.

Ausflüge

An welches Ausflugsziel denken Sie gern zurück, wie kam man dort hin, wer war dabei, was wurde unternommen, wie sind Sie wieder nach Hause gekommen?
Hinaus ins Grüne ... was wurde als Proviant mitgenommen, welche Spiele wurden gemacht, wurde eingekehrt, wen traf man unterwegs? Wenn einer eine Reise tut ... Mit der Eisenbahn unterwegs ... Eine Fahrradtour – was für ein Fahrrad hatten Sie, mussten Sie lange dafür sparen, gab es Besonderheiten daran, trug man spezielle Kleidung auf dem Rad?

Mode

die Handtasche – mein schönstes Kleid. Hast du auch ein sauberes Taschentuch, sind die Schuhe auch an den Absätzen geputzt, hast du dir den Hals gewaschen?
Stoffe – die Lockenschere, meine vielen Frisuren ... Haarnetz, Dauerwelle, Schminken, rasieren, Hüte, sich fein machen ...

Ausgehen

Freizeitvergnügen – Tanzen, Kino, Musik, Laienspiel, Freunde … Darf ich bitten – Garderobe, mein idealer Tanzpartner.

Das Arbeitsleben

Was ich alles gearbeitet habe, Beruferaten, meine erste Stelle: wie haben Sie eine Lehrstelle gefunden, gab es Bewerbergespräch, worin bestand die Tätigkeit, wo wohnten Sie in dieser Zeit, mussten Sie der Mutter Kostgeld abliefern, war Arbeitskleidung erforderlich, was haben Sie mit Ihrem ersten Lohn gemacht?
Handwerkzeug herumreichen … der Lehrling – Arbeit fern der Heimat, Frauenarbeit im Krieg – ein typischer Arbeitstag, wo es mir am besten gefallen hat.

Verliebt, verlobt, verheiratet

Liebeslieder, wie man sich kennenlernte, wenn man sich nicht treffen darf, die große Liebe … wo haben Sie sich kennengelernt, können Sie sich an den ersten Kuss erinnern, wie lange kannten Sie sich, bevor Sie heirateten? Aussteuer, Bettzeug, Handtücher … meine Wäschetruhe … Hochzeitsfotos, das Hochzeitskleid, Heiraten im Krieg, Aufklärung, meine erste Wohnung, Einrichtung, Ratschläge an junge Paare.

Persönliche Erfahrung: Die Erstellung der Sammlung ist sehr gesprächs- und erfahrungsintensiv.

Einige TN erarbeiten ein biografisches Porträt als Vertiefung des Unterrichtsstoffes.

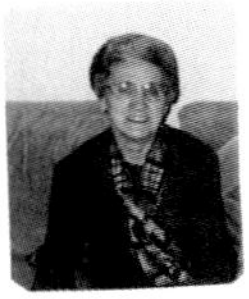

Agnes Schol geborene Trapp
Geboren am 05.01.1922 in Herdorf

Haiger, den 11.

Was ich nie in meinem Leben vergessen werde ist, wie mein Vater starb. Ich
sehr jung. Ich war 10 Jahre alt. 1932 wurde mein Vater im Siegener
Marienkrankenhaus wegen einer Rückenmarkentzündung operiert. Eine Wo
starb er an Herzinsuffizienz. Nun standen wir mittellos da. Meine Mutter mi
Kindern. Wir wussten nicht, wie es weiter gehen sollte. Damals war es eine
Zeit. Fast alle waren arm, haben kaum was zu Essen gehabt. Ich half meiner
wo ich konnte. Damals arbeitete ich in einer Firma und konnte so meiner Mu
bißchen zur Hand gehen. Meinen ganzen Lohn musste ich daheim abgeben,
ich nicht viel verdiente. 1963 starb auch meine Mutter.

1965 konnte ich mir dann zum ersten mal in meinem Leben ein Radio leisten
sehr glücklich. Für mich war das was ganz besonderes, aber dennoch war ich
weil meine Mutter nichts mehr davon hatte. Sie hatte sich so sehr ein Radio
gewünscht, aber wir konnten es uns nicht leisten.

Ich habe das Geld, das ich verdiente immer gespart. 1969 kaufte ich mir ein
Bett und ein passendes Nachtschränkchen dazu. Ich war sehr froh darüber, w
mir leisten konnte.

Dann passierte es! Ich hätte nie gedacht, dass ich jemals noch heiraten würde
Immerhin war ich schon 53 Jahre alt. Ich hatte Karl in der Firma kennengele
ich arbeitete. Er war zur der Zeit als Betriebsratsvorsitzender tätig. Am 23.08
heiratete ich Karl (kirchlich) in Marienheide in der kleinen Wallfahrt Kapell
Trauung fand um 10.00 Uhr statt und ich war sehr aufgeregt. Anschließend g
Sektfrühstück. Zum Mittag fuhren wir alle nach Dieringhausen.
Der Bräutigam wollte standesgemäß zu Mittag essen und anschließend passi
Unglück! Der Teller kippte mit dem ganzen Essen auf seinen Schoß. Zum G
er eine Serviette. Ich konnte mir das Lachen nicht verkneifen.

4.1.3 Erzählte Geschichten
Familiengeschichten z. B. Weihnachten – wie es früher war

Jeder von uns erinnert sich an Familiengeschichten, die an Fest- und Feiertagen oftmals erzählt werden. Vielleicht wird einiges ausschmückend hinzugefügt oder je nach Zuhörerschaft auch weggelassen.

In unserer Familie ist es die *Rußgeschichte*: „Alle Männer waren im Krieg. Die Großmutter, als Witwe, hatte in ihrem Haus zwei Töchter und eine Schwiegertochter mit ihren kleinen Kindern untergebracht. Bei Fliegeralarm wurden die Kinder geschnappt und alle stürzten in den Keller. Während des Angriffs bebte das Haus und alle Anwesenden warfen sich zu Boden. Aber die beleibte Großmutter schaffte das nicht schnell genug; sie hatte erst mit Händen und Füßen den Boden berührt, als die Bombe in der Nachbarschaft einschlug. In diesem Moment sprang eine Reinigungsklappe am Kamin auf und eine Menge Ruß überpuderte Omas noch immer hochgestrecktes Hinterteil. Trotz des eingetretenen Schadens brachte die verrußte Oma hinterher alle zum Lachen."

Ich denke oft darüber nach, warum sich diese Geschichte so lebendig in unserer Familie bewahrt. Vermutlich gibt sie etwas wieder von der Haltung, die im Krieg und auch in der Nachkriegszeit hilfreich war: den Humor nicht zu verlieren.

Tipp: Die TN werden ermuntert, Geschichten und Anekdoten zu sammeln.
Auch zur Vorbereitung dieser Aufgabe steht Literatur zur Verfügung: z. B. „Wie's früher in der Schule war", „Bratäpfelgeschichten"..., „Mit 14 kam ich in Stellung"...

Persönliche Erfahrung: Einige TN wählen diese Aufgabe als Vertiefungsmöglichkeit zum Thema Biografiearbeit. Sie schließen sich zur Gruppe zusammen und erstellen z. B. eine „Zeitung" zum Thema: *Ältere erinnern sich: Weihnachten.*
In dieser Gruppe sollte geklärt werden, wie die Gestaltung

durchgeführt werden soll: Rand, Seitenzahl, Deckblatt ...

Oftmals wählen die TN ihre Großeltern, um mehr über deren Biografie zu erfahren. Sie sind erstaunt über die Erzählfreude der Älteren und deren Reichtum an Lebensgeschichten.

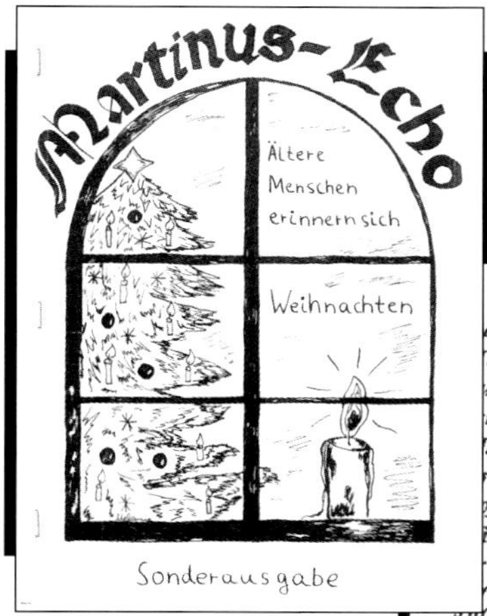

Beispiel

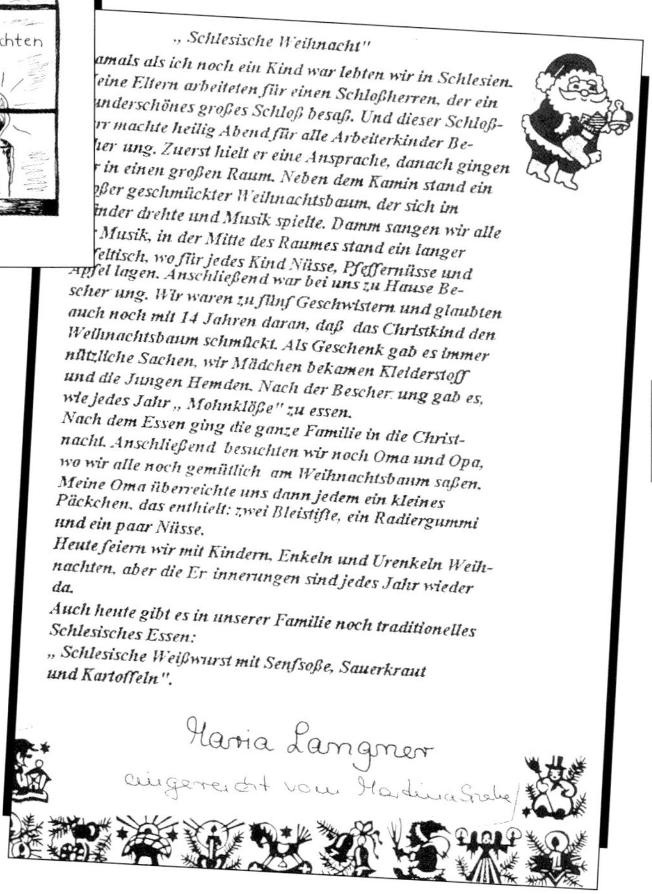

„Schlesische Weihnacht"

amals als ich noch ein Kind war lebten wir in Schlesien. eine Eltern arbeiteten für einen Schloßherren, der ein underschönes großes Schloß besaß. Und dieser Schloß- rr machte heilig Abend für alle Arbeiterkinder Be- her ung. Zuerst hielt er eine Ansprache, danach gingen r in einen großen Raum. Neben dem Kamin stand ein ßer geschmückter Weihnachtsbaum, der sich im inder drehte und Musik spielte. Damm sangen wir alle Musik, in der Mitte des Raumes stand ein langer feltisch, wo für jedes Kind Nüsse, Pfeffernüsse und Äpfel lagen. Anschließend war bei uns zu Hause Be- scher ung. Wir waren zu fünf Geschwistern und glaubten auch noch mit 14 Jahren daran, daß das Christkind den Weihnachtsbaum schmückt. Als Geschenk gab es immer nützliche Sachen, wir Mädchen bekamen Kleiderstoff und die Jungen Hemden. Nach der Bescher ung gab es, wie jedes Jahr „Mohnklöße" zu essen.

Nach dem Essen ging die ganze Familie in die Christ- nacht. Anschließend besuchten wir noch Oma und Opa, wo wir alle noch gemütlich am Weihnachtsbaum saßen. Meine Oma überreichte uns dann jedem ein kleines Päckchen, das enthielt: zwei Bleistifte, ein Radiergummi und ein paar Nüsse.

Heute feiern wir mit Kindern, Enkeln und Urenkeln Weih- nachten, aber die Er innerungen sind jedes Jahr wieder da.

Auch heute gibt es in unserer Familie noch traditionelles Schlesisches Essen:

„Schlesische Weißwurst mit Senfsoße, Sauerkraut und Kartoffeln".

Maria Langner

eingereicht von Martina [illegible]

4.1.4 Gesundheit mit biografischem Blick

Information: s. Bausteinsammlung S.15

Arbeitsblatt

Teilnehmererfahrungen in der Begleitung Älterer

Tipp

Bei Themen, z. B. Gesundheit, die über die gesamte Lebensspanne immer wieder ins Bewusstsein rücken (durch eigene Krankheit oder die der Angehörigen), ist eine Verknüpfung von Vergangenheit – Gegenwart – Zukunft möglich.

Stichwort: *Gesundheit*
An diesem ausgewählten Beispiel soll gezeigt werden, dass „Gesundheit" über die gesamte Lebensspanne wichtig ist und darum ins Bewusstsein gerufen werden kann.

Material:
Arbeitsbogen: Was sagt der Körper über meine Seele?

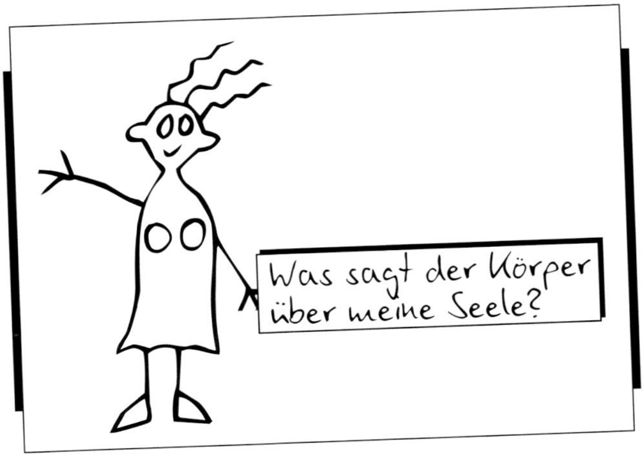

Die TN werden gebeten, Alltagswissen, Redensweisen zusammenzutragen, die ausdrücken, dass seelische Zustände sich häufig in körperlichen Signalen widerspiegeln: es sitzt mir ein Kloss im Hals … das schlägt mir auf den Magen …

Persönliche Erfahrung: Die TN fanden zahlreiche Assoziationen, die die ganzheitliche Sicht der Krankheit bzw. der Gesundheit erkennen ließ, z. B. es geht mir an die Nieren … das schlägt mir auf den Magen …
Der gesundheitliche Aspekt in der Biografiearbeit wurde erkannt und für die praktische Arbeit als wichtig angesehen.

Im nächsten Schritt werden die TN aufgefordert, Beispiele zu suchen, die deutlich machen, diese gesundheitliche Verfaßt-

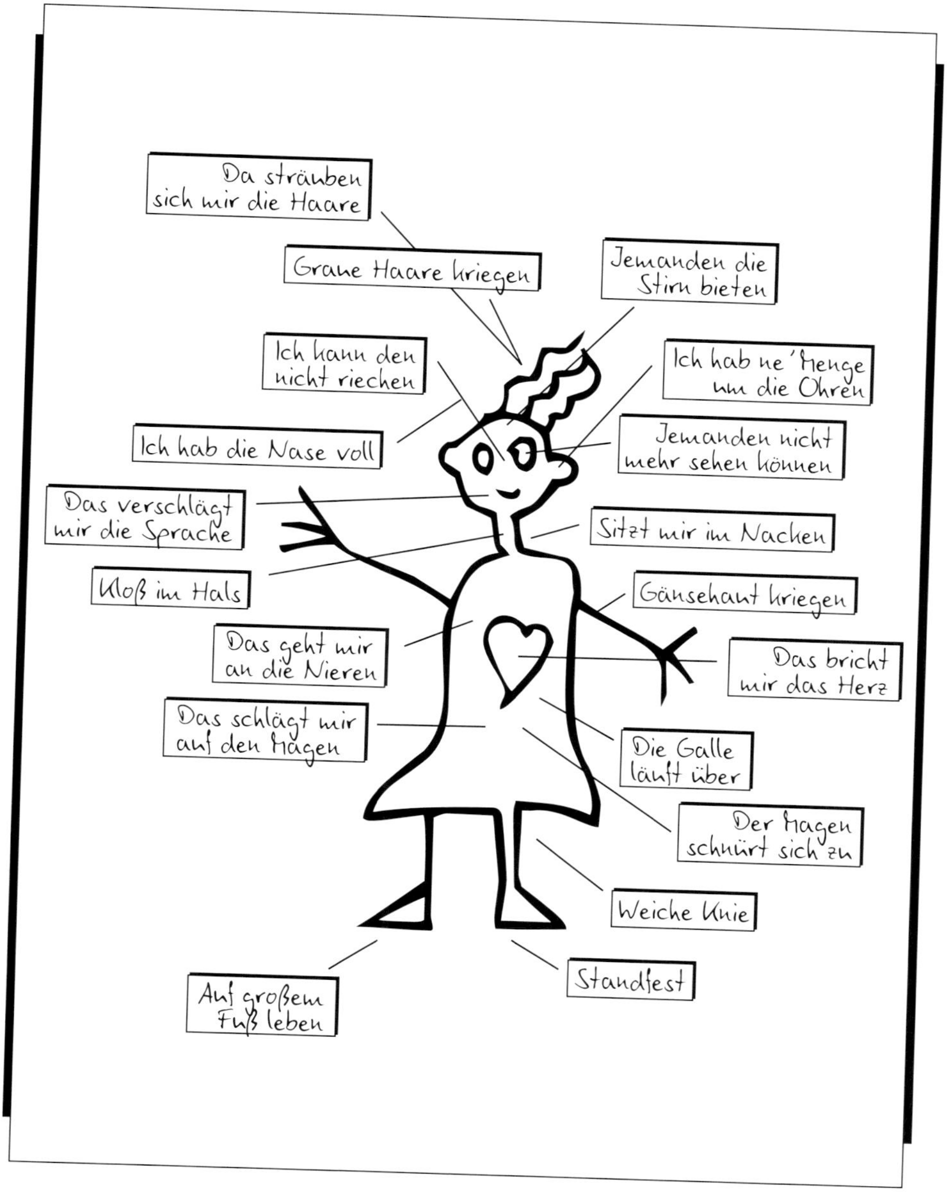

heit des älteren Menschen hat mit seinem biografisch gewachsenen Lebensstil zu tun: Beispiele (Kurs 22–Siegen), Luise S., 94 Jahre, hat viele ihrer Ferien am Bodensee verlebt.

Zuerst mit der Familie, dann mit ihrem Mann und später als Witwe. In Erinnerung ist ihr geblieben, dass das Obst vom Bodensee eine besondere Köstlichkeit darstellt; für sie sind es vor allen Dingen die Äpfel. Jetzt, da sie nicht mehr in die geliebte

Region reisen kann, lässt sie sich eine Kiste Äpfel schicken, lagert sie wie in alten Zeiten im Keller und erfreut auch noch eine Heimbewohnerin, die sie jeden Tag besucht und ihr ein geschältes Äpfelchen mitbringt.

An apple each day - keeps the doctor away.
Ein Apfel jeden Tag und man braucht keinen Doktor.

Ein 86-jähriger Maler, durch Schlaganfall halbseitig gelähmt, hat durch seinen Beruf gelernt, auf das Schöne zu achten. Er will jeden Tag an die Luft, will die Natur sehen, er isst ballaststoffreich, wirkt auf seine Umgebung positiv. Seinen Urinbeutel hat er in einer bemalten Tasche untergebracht.

Eine äthiopische Schülerin berichtet, dass sie ihre 58-jährige Mutter bei deren ersten Arztbesuch begleitete; sie hatte Bluthochdruck und sollte Tabletten nehmen. Da die Mutter in einer ländlichen Region wohnt und sehr naturverbunden ist, achtete sie auf ihre Lebensweise, horchte in ihren Körper und brauchte keinen Arzt mehr; sie ist jetzt 78 Jahre alt.

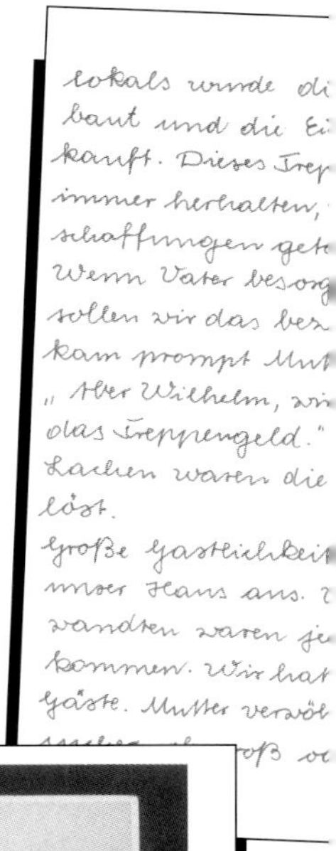

Frau H. ist schon seit ihrer Jugend eine kontaktfreudige Person. Sie liebt die Menschen und geht auf sie zu. Diese Eigenschaft hat sie sich bis ins hohe Alter von 80 Jahren bewahrt. Seit 30 Jahren leidet Frau H. an starkem Asthma, aber das Bemühen um andere Menschen hilft ihr, krankheitsbedingte Beeinträchtigungen zu überwinden.

■

4.1.5 Lebensbuch
Internationale Modelle zur Biografiearbeit und Erinnerungspflege
TN-Arbeiten: Lebensbuch

Vor allen in Pflegeschulen wird die Arbeit mit demenziell veränderten älteren Menschen zunehmend wichtiger.
Die vorher aufgezeigten Möglichkeiten sind Vorerfahrungen für die Erstellung eines Lebensbuches.

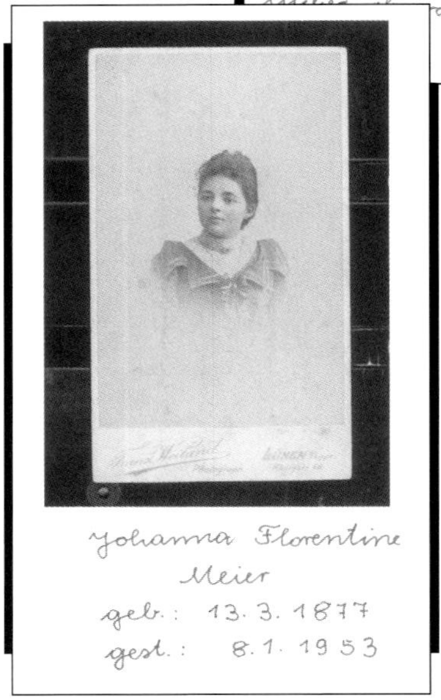

Methode: Zunächst werden unterschiedliche Methoden der Biografiearbeit diskutiert.

Ute Schmidt Hackenberg hat mit Buch und Film eindrucksvolle Darbietungen geschaffen, die den TN sofort einsichtig sind. „Wahrnehmen und Motivieren“ Die 10-Minuten-Aktivierung Hochbetagter Vincentz-Verlag, Hannover 1996.
Die Autorin macht an vielen Beispielen deutlich, dass der passende Schlüssel zur Schatztruhe der Erinnerungen demenziell veränderter Menschen gefunden werden muss.
Buch und Film werden diskutiert.
Die TN überlegen, welche Person für das Lebensbuch vorstellbar ist. Im Fachseminar für Altenpflege in Bad Berleburg sind Lebensbücher entstanden.

Beispiel

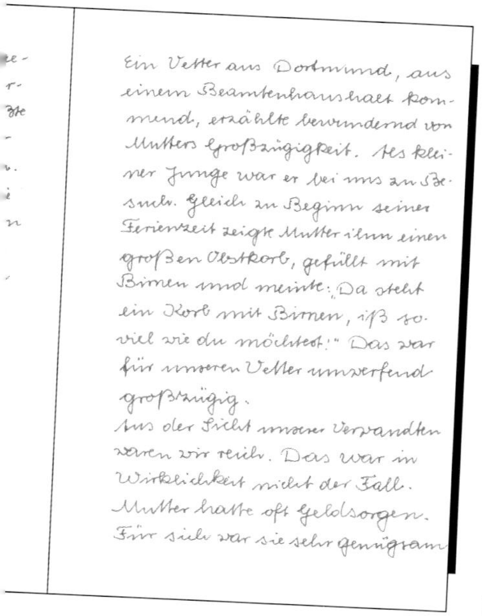
Ein Vetter aus Dortmund, aus einem Beamtenhaushalt kommend, erzählte bewundernd von Mutters Großzügigkeit. Als kleiner Junge war er bei uns zu Besuch. Gleich zu Beginn seiner Ferienzeit zeigte Mutter ihm einen großen Obstkorb, gefüllt mit Birnen und meinte: „Da steht ein Korb mit Birnen, iß soviel wie du möchtest!“ Das war für unseren Vetter umwerfend großzügig.
Aus der Sicht unserer Verwandten waren wir reich. Das war in Wirklichkeit nicht der Fall. Mutter hatte oft Geldsorgen. Für sich war sie sehr genügsam

Persönliche Erfahrung: Die Erstellung eines Lebensbuches benötigt viel Zeit, intensive Begleitung und persönliche Betreuung.

Die TN, die sich auf diese Aufgabe einließen, stellten fest, dass sie selbst sehr bereichert wurden, aber auch der Austausch im Klassenverband über unterschiedliche Begegnungen wurde zu einer wichtigen Lernerfahrung.

Biografiearbeit – praxisbezogen

Beispiel

1. Bericht aus der Zeitschrift: Pro ALTER 1/99
„Erinnerst Du Dich noch?“ – ein Pilotprojekt des „European Reminiscense Network“.

2. Internationale Modelle zur Biographiearbeit und Erinnerungspflege (nach Pro ALTER 4/97).

a) Australien
Individuell gestaltete Erinnerungstafeln werden in sechs Treffen hergestellt; in einem eigens dafür geschaffenen Raum sind

Gegenstände mit nostalgischem Bezug zu finden. Die Atmosphäre lädt ein zum Anfassen, zum Beschnuppern ...

Die Erinnerungstafel wird als persönliches Produkt in die Nähe des Bettes gehängt und lädt ein zu Gesprächen ...
Interesse an der Biographie des alten Menschen wird geweckt.

b) USA
Lebensbücher halten Erinnerungen fest: Ringbücher – in Klarsichthüllen werden unterschiedliche Materialien zusammengetragen, die sich so im Verlauf der Arbeit immer wieder verändern lassen. Vor allem demenziell Erkrankte brauchen Anreize, um sich erinnern zu können; z. B. Fotos, Urkunden, alte Zeitungen oder Postkarten ...

Lebensbuch

Das Lebensbuch kann eine Sammlung von Informationen, Daten, Geschichten, Liedern, persönlichen Aussagen ... enthalten.

Die Erstellung eines Lebensbuches stellt eine praxisbezogene Methode in der Biografiearbeit dar.

Auf freiwilliger Basis begeben sich die Partner auf *„Spurensuche"* in die Vergangenheit.
Als Ziel wird angestrebt, den Umgang miteinander intensiver zu gestalten und einander mit mehr Verständnis, Wertschätzung und Toleranz zu begegnen.

Haben die teilnehmenden Personen keine oder nicht genügend Erinnerungsmaterialien, gilt es, Ersatz zu beschaffen. Erzählt etwa eine Dame von den schönen Ferienaufenthalten, die sie als Kind am Meer verbracht hat, bringt man ein Bild von am Strand spielenden Kindern mit ... die alte Dame gibt den Kommentar, den man darunter schreiben kann. Das Buch ist Eigentum des alten Menschen, und er entscheidet.

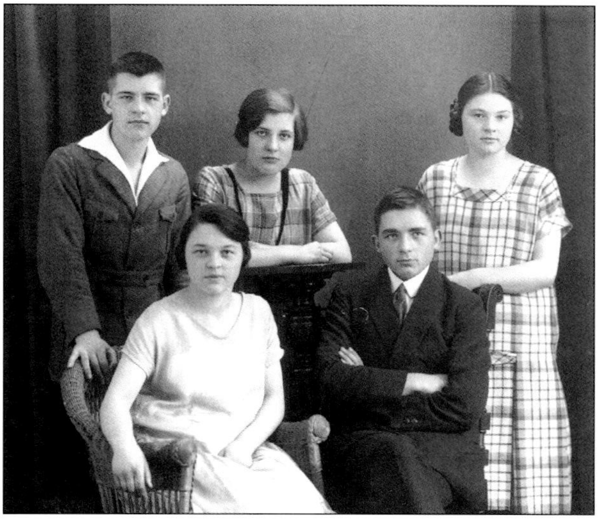

5 Geschwister, geboren in der Zeit von 1903 – 1913 Heute (April 2002) leben noch die drei Frauen: 99, 94, 88 Jahre alt.

c) Holland
Eine Landschaft der Erinnerung.
In dem Lebensbuch werden sowohl die Fakten aus der Lebensgeschichte als auch deren Erleben und deren Bedeutung für die Älteren aufgezeichnet. Das ist eine bunte Versammlung von Erzählungen, Geschichtchen und Vorfällen, Aussprüchen, selbstgezeichneten Bildern, Gedichten, Gemälden oder anderen Arbeiten, Fotos, Geburts,- Heirats- und Todesanzeigen, Ansichtskarten.

Nutzen:

- Sie helfen den Älteren in Verbindung zu bleiben mit ihrer eigenen Geschichte.
- Sie sorgen dafür, dass die Eigenheit der Älteren mit dem Schwinden ihrer Erinnerung nicht aus dem Blick gerät (Selbstwert und Identität).
- Sie helfen den Partnern, Kindern ... den Kontakt zu gestalten ... Anknüpfungspunkte.
- Sie helfen den Pflegenden, die Älteren besser zu verstehen, wertzuschätzen.

4.1.6 Würfelspiel
Vorstellung eines selbsterarbeiteten Spiels, das Biografiearbeit und Gedächtnistraining miteinander verbindet.
Tipps zur Herstellung

Auf dem einschlägigen Markt werden zahlreiche Handlungsmöglichkeiten angeboten, die dem biografischen Arbeiten dienlich sein können: z. B. „Vertellekes" / „Sonnenuhr" (Vincentz Verlag)

Die TN sollen ermutigt und befähigt werden, selbst Möglichkeiten der Aktivierung zu enwickeln, indem sie ein Würfelspiel herstellen. Die Erfahrung zeigt, dass selbst erarbeitete und erprobte Materialien und Methoden mit in die Praxis hinein genommen werden. Aufgrund dieser Einschätzung wurde ein Spiel entwickelt, das entsprechende Vorstellungen der KursteilnehmerInnen aufgreift und mit geringem Aufwand umgesetzt werden kann.

Material: Mittelgroße „Keksdose", die angemalt wird und als Behälter dient.
„Preisschildchen" aus dem Deko-Geschäft in unterschiedlichen Formen: Baum, Wolke, Quadrat, „Bierdeckel"...
Stifte, Kleber, Schere ... einen großen Würfel.

Methode: Zunächst erarbeiten die TN Fragen aus dem Bereich der Biografie und des Gedächtnistrainings.

Beispiel

Durch die zufällige Vorgabe der Kartonformen ergaben sich Themenschwerpunkte: z. B. Wolke: hier bieten sich Fragen an, die die Fantasie anregen: *„Wenn Sie 500 Euro gewännen, was würden Sie machen? Überlegen Sie sich eine Fingerübung, die wir alle mit Ihnen machen."*
Z. B. Baum: hier bieten sich Fragen aus der Natur an: *„Wir suchen Lieder, die die Natur*

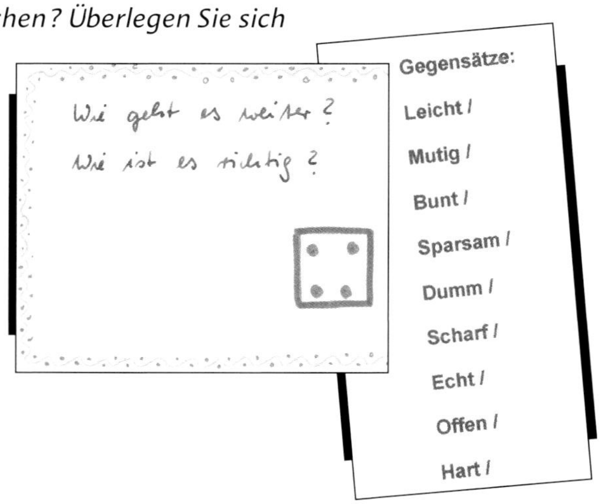

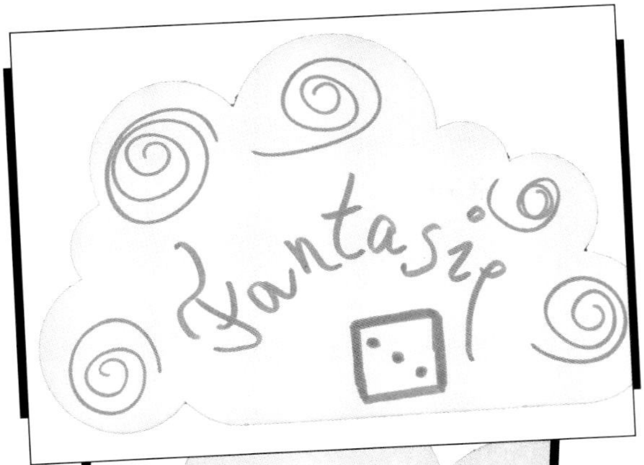

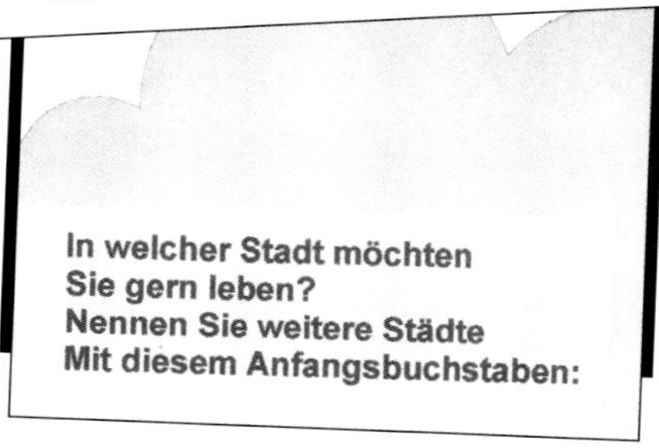

besingen, Wohlauf in Gottes schöne Welt …“
Quadrat: Wie geht es weiter, wie ist es richtig? *„Wenn es ein Grautier gut hat, tanzt es auf gefrorenem Wasser …“*

Spielregel: Die einzelnen Kartenformen werden mit einer Nummer versehen: alle Bäume haben vorn eine Zahl: fünf und auf der Rückseite steht die Frage.

Die einzelnen Stapel liegen vor dem Spielleiter. Reihum wird gewürfelt. Die Frage wird vorgelesen; der TN hat als erster die Möglichkeit, zu antworten; dann werden die anderen Mitspieler miteinbezogen. Bei dem vorgestellten Spiel darf man bei der gewürfelten Zahl 6 einen Fragenbereich selbst bestimmen.

Persönliche Erfahrung: Das Erstellen eines Spiels bedeutet eine intensive Bearbeitung der Themenschwerpunkte: Biografiearbeit und Gedächtnistraining. Bei Würfelzahl **1** z. B. heißt es „auf den Spuren der Vergangenheit“; eine Frage lautet: „Erinnern Sie sich noch an Höflichkeitsformen Ihrer Kindheit?“, „Knicks und Diener?“

Erfahrungsgemäß wird bei diesen Fragen viel erzählt, wogegen bei Würfelzahl **2** herzhaft gelacht werden darf, wenn da steht: „Oma, spielst Du mit uns Zoo?“, „ Ja, was muss ich denn da tun?“, „Du bist die nette alte Dame, die den Tieren immer Gummibärchen zuwirft.“ (G.H. Mohr: Von wegen altes Eisen! Heiteres aus späteren Lebensjahren, Herder, Freiburg, 1989). Da jeder TN sein Spiel selbst gestaltet, besteht die Chance, dass dieses Eigenprodukt in der Praxis Verwendung findet.

4.1.7 „Das Buch hat mir gefallen"
„Stöberstunde" – Literaturangebote

Methode: Eine Kiste voller Bücher zum Thema Biografie steht bereit. Jedes Buch wird kurz vorgestellt (Autor; Kategorie, Inhalt) und zur weiteren Sichtung für die TN bereit gelegt ...

Persönliche Erfahrung: Während der „Stöberzeit" ist es möglich, in Einzelgesprächen auf den Inhalt und die Besonderheiten des jeweiligen Buches einzugehen.
Einige Schüler sind sehr interessiert und können sich gut vorstellen, ein Buch zu bearbeiten und als Vertiefungsmöglichkeit anzustreben.

Einige ausgewählte Bücher – für uns selbst und unsere Arbeit

Verena Kast: Sich wandeln und sich neu entdecken
Verlag Herder Freiburg, 1996

Leben heißt wachsen und sich entwickeln.
Gerade an Widerständen und in Krisen, an Lebensübergängen und in Einsamkeit eröffnen sich neue Wege der Wandlung, zeigen sich Potentiale der Reifung.
Zur Entdeckung solcher Wege lädt das Buch ein.
Es geht darum, Lebenskraft freizusetzen für sich und für andere. Ein Aufbruch zu neuer Lebensleidenschaft und „neuen Tugenden" wird möglich, wenn diese Wandlungen gelingen.

Verena Kast , geb. 1943
Psychotherapeutin

Velma Wallis: Zwei alte Frauen
Eine Legende von Verrat und Tapferkeit
Ingrid Klein Verlag, Hamburg 1998

In einem strengen Winter hoch oben im Norden Alaskas wird ein Nomadenstamm der Athabasken von einer Hungersnot heimgesucht. Das Verlassen des Winterlagers und die Suche nach neuer Nahrung soll einen Ausweg bieten. Wie es das Stammesgesetz vorsieht, beschließt der Häuptling, zwei alte Frauen als unnütze Esser zurückzulassen. Keiner wagt es, dagegen aufzubegehren. Nicht einmal die Tochter der einen, auch sie muß sich bestürzt dem Beschluß beugen. Als die beiden Frauen allein und verlassen in der Wildnis auf sich gestellt sind, geschieht das Erstaunliche: Statt aufzugeben, finden sie den Willen und den Mut, sich der Herausforderung zu stellen …

Diese Legende von Verrat und Mut wurde von Generation zu Generation überliefert, und auch Vilma Wallis hat sie von ihrer Mutter erzählt bekommen.

<u>Velma Wallis</u>

<u>Zwei alte Frauen</u>

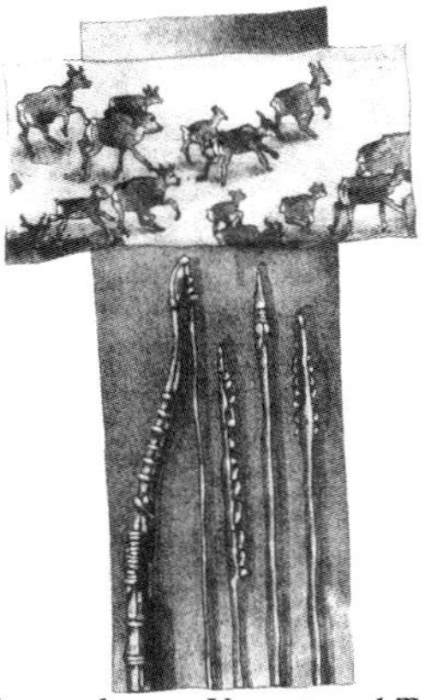

<u>Eine Legende von Verrat und Tapferkeit</u>

Yvonne Schreiber
Kurs A - 26

„ Laß uns handelnd sterben „

<u>Genau um diesen Ausspruch geht es in dem Buch von Velma Wallis „Zwei alte Frauen „</u>

Das Buch dreht sich um einen Nomadenstamm der in den Hochebenen Alaskas lebt. Der Nomadenstamm wird in der Winterzeit, von einer Hungersnot heimgesucht. Nach alten Stammesregeln entschließt sich der Stamm, das heißt der Häuptling dazu die alten und schwachen seines Stammes zurück zu lasse, da sie nicht nützlich sondern eher hinderlich für die Gruppe sind, und gerade in dieser sehr kargen und harten Zeit sie jede Hilfe brauchten, sie brauchten niemanden der sich über alles beschwert und ihre in dieser Zeit so kostbare Nahrung wegaß. So kam es dann das der Stamm die zwei alten Frauen zurückließ. Nun waren sie ganz auf sich allein gestellt.

In dem Kapitel <u>„Laß uns handeln sterben „</u>

Beschließen die alten Frauen nicht nutzlos auf ihren Tod zu warten, sondern die Zeit die ihnen noch blieb sinnvoll zu gestalten. Also besinnten sie sich auf alt gelernte Fähigkeiten und Fertigkeiten die sie schon lange nicht mehr gebraucht hatten. Sie erinnerten sich nach und nach an das leben das sie als Kinder lebten.
Da sie an dem Platz an dem sie zurückgelassen wurden, nicht genug Nahrung finden konnten, beschlossen sie nach einigen Tagen ihren jetzigen Lagerplatz zu verlassen um an einen weit entfernten, Fluss zu wandern an dem sie schon öfter mit ihrem Stamm ein Lager aufgeschlagen hatten. Beide erinnerten sich daran das es an dieser Stelle am Fluss genügend Nahrung geben müsste, um ihr Überleben für einige Zeit sicher zu stellen. Sie waren sich natürlich im klaren …
der Weg nicht gerade einfach zu gehen …

Erst jetzt wurde ihnen so richtig bewusst das sie ihr ganzes leben lang, nur an sich und ihre Familie gedacht hatten und die anderen Stammesmitglieder ihnen mehr oder weniger fremd waren. Gerade durch diese schwere Zeit wurde ihnen klar das sie allein sterben würden, aber wenn sie zusammen halten der Tod nicht so nahe war. Die Wanderung gestaltete sich sehr schwer, da sie durch die Kälte viele Kräfte verloren hatten. Da die Tage im Winter sehr kurz waren kamen sie nur schleppend voran. An jedem Tag sobald es dunkel wurde und ihre Kräfte ganz am ende waren bauten sie sich mit Fichtenzweigen eine Behausung in der sie schlafen konnten, oft nahmen sie ihre letzte kraft für das bauen der Höhlen zusammen. So wanderten die zwei alten Frauen Tag für Tag ihrem Ziel etwas näher. Als sie in der Nähe ihres Zieles angekommen waren kam in ihnen so etwas wie Vorfreude auf, die sie beflügelte. Bevor sie auf die richtige Seite des Flusses konnten mussten sie über einen nur schwach zugefrorenen teil des Flusses. Sie sahen das, das Eis sie nicht unbedingt aushalten würde und wenn sie in den Fluss fallen würden sie mit der Strömung mitgerissen würden, und das ihr Ende bedeuten würde. Aber das war ihnen in diesem Moment egal sie wollten nur auf die andere Seite des Flusses gelangen und sich von dem Anstrengendem Marsch erholen. Nach einer gewissen Erholungsphase, fingen sie an, Fallen aufzustellen und eine sichere Schlafgelegenheit zu errichten. Nach und nach sammelten sie sich einen Vorrat Nahrungsmittel an. In der ganzen Zeit der Wanderung wurden sie allmählich Freunde, sie führten lange Gespräche, halfen einander so gut wie sie konnten. Dieses hat die zwei alten zu einer Einheit geschlossen. Als der Winter dann vergangen war, bauten sie ein sichereres Lager für ihre Nahrungsmittel, die sie verstärkt sammelten und jagten, um über den kommenden Winter zu kommen. Da es in dem Wald Bären gab, hatten die Frauen angst das ihre gesamten Nahrungsmittel von einem Bären gefressen werden würden, und sie bis zum kommenden Winter nicht genügend Nahrungsmittel … konnten. Als der Sommer schon fortgeschritten war. …

Da sie angst vor möglichen Räubern aus anderen Stämmen hatten, denn sie konnten ja nichts gegen junge starke Männer ausrichten. Die zwei Frauen zogen in den dichteren Walt in der nähe des Flusses, da konnten sie sich sicher sie das sie nicht so schnell entdeckt würden, und sie brauchten keine angst vor Räubern zu haben, da der Walt so dicht war das man sich keinen Überblick verschaffen konnte.

<u>Eigene Meinung :</u>
Das Buch hat mir sehr gut gefallen da es aus dem Leben heraus geschrieben ist. Die Thematik des wegschieben älterer Menschen sehr gut in unsere Zeit passt, denn wer heutzutage nicht mehr jung, gesund und erfolgreich ist, hat für einen Teil der Menschen in unserer Gesellschaft kein recht mehr am öffentlichen Leben teilzunehmen. Da sie nicht mehr z.B. im Berufsleben stehen zahlen sie nicht mehr so viel an unseren Staat und der Arbeitende Teil unserer Gesellschaft das Leben der „alten“ mit finanzieren muss. Aber das jeder mal alt oder krank wird ist vielen nicht bewusst, denn für sein alter kann niemand etwas.

Eva Blimlinger u. a.: Lebensgeschichten
Biographiearbeit mit alten Menschen
Vincentz Verlag, Hannover 1994

Das Buch zeigt, daß biographisches Arbeiten in der Praxis der Altenarbeit die Chance bietet, einen ganzheitlichen, lebendigen Zugang zum alten Menschen zu finden.

Biographiearbeit, die sich nicht darin erschöpft, Daten- und Ereignissammlung zu sein, sondern sich einläßt auf die subjektiv geprägte Lebenswirklichkeit des einzelnen, ist eine Bereicherung für die menschliche Beziehung und eine Entlastung für die tägliche Arbeit.

Caroline Osborn u. a.: Erinnern
Eine Anleitung zur Biographiearbeit mit alten Menschen
Lambertus-Verlag, Freiburg 1997

Die Autorinnen widmen sich in ihrem Buch der Bedeutung des Erinnerns als Identitätssicherung und Erfahrung von Wirklichkeit.

In einem bewußt auf die Praxis der Altenpflege zugeschnittenen Handlungskonzept erläutern sie vielfältige Formen der Kommunikation über den Lebenslauf alter Menschen und machen eine Vielzahl von Vorschlägen zur Gruppenarbeit.

Ute Schmidt-Hackenberg: Wahrnehmen und Motivieren
Die 10-Min.-Aktivierung Hochbetagter
Vincentz Verlag, Hannover 1996

Bewohnern, insbesondere demenziell erkrankten, den passenden Schlüssel zu reichen, damit sie die Schatztruhe ihrer Erinnerungen öffnen können, ist die Idee, die sich hinter der 10-Min.-Aktivierung verbirgt.
Der Aufwand ist gering – die Wirkung faszinierend.

4.1.8 Biografiebogen
Erstellen eines Biografiebogens für die Praxis

Biografische Informationen sollen in den Pflegeprozess einfließen. In der Praxis könnte das so aussehen, dass die aktivierende Pflege individuell biografisch geprägt ist.

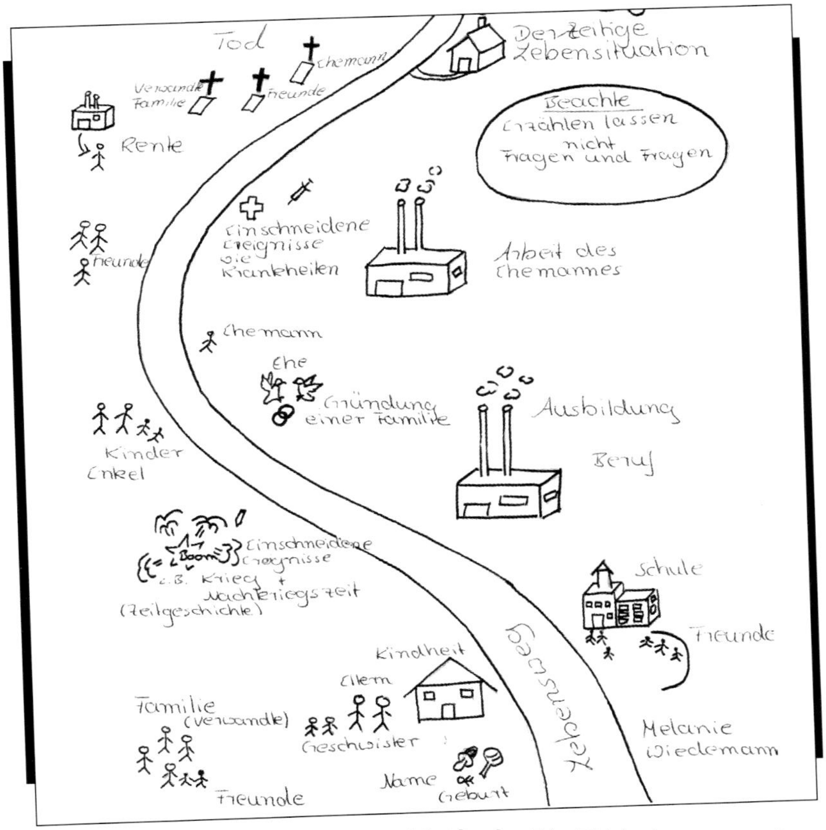

Methode: Die TN bekommen einen Arbeitsbogen mit der Aufforderung: Entwerfen Sie bitte einen Biografiebogen, der für die Arbeit mit Bewohnern eines Altenheimes bzw. in der ambulanten Pflege hilfreich sein kann.

Persönliche Erfahrung: Im dritten Ausbildungsjahr eines Altenpflegekurses wurden u. a. eigene Praxiserfahrungen der TN bearbeitet. Dazu gehörte die häufig geäußerte Feststellung: „… es ist schwierig, die Wünsche und Erwartungen der einzelnen älteren Menschen in Begleitung und Pflege angemessen zu berücksichtigen …“

Obwohl die Einbeziehung der biografischen Daten in die tägliche Pflege als wichtig anerkannt wurde, bewerteten die TN eine Nutzung vorliegender und selbst entworfener Biografiebögen als zu aufwendig und unzumutbar zeitintensiv.

Als sinnvoll und praktisch nutzbar erschien den Beteiligten schließlich ein Entwurf, der den Lebensweg eines Menschen gleichsam „mit einem Blick" in Erinnerung ruft. Dieser Merkzettel fordert dazu auf, den individuellen Lebensweg der Person wahrzunehmen und dabei ihre Zukunft nicht auszuklammern.

5. Vertiefungsmöglichkeit

5.1 Kreative Gestaltung eines praktischen Zugangs zur Biografie

Die kreative Gestaltung eines praktischen Zugangs zur Biografie bietet sich als Vertiefungsmöglichkeit an: Die vorher beschriebenen Möglichkeiten sind erprobt.

Wenn das Ziel einer „Unterrichtsreihe – Biografiearbeit" auch darin liegt, dass der ältere Mensch als Individuum angesehen und beachtet werden soll, so muss auch der Unterricht Freiräume enthalten, die die Individualität und Eigenständigkeit der TN beachtet. Konkret: Die TN wählen ihre Vertiefungsarbeit selbst aus und stellen auch Kriterien zur Bewertung zusammen.

Persönliche Erfahrung: Die selbstgewählte Arbeit erfordert ein hohes Maß an Eigeninitiative, es bilden sich Gruppen, die ein bestimmtes Thema gewählt haben, z. B. „Das Buch hat mir gefallen"; diese Gruppe erarbeitet Kriterien zur Durchführung dieser Arbeit: Äußerer Rahmen: Deckblatt, Seitenaufteilung, persönliche Stellungnahme …

Diese Angaben werden durch den Kursleiter ergänzt und dienen als Grundlage zur Bewertung. Als positiv stellte sich heraus, dass die TN ihre Arbeiten vor dem Kurs darstellten. So bekamen die anderen TN einen vielfältigen Eindruck von Vertiefungsmöglichkeiten; außerdem erwies sich die Darstellung vor der Gruppe als gute Möglichkeit, sich zu präsentieren.

■

5.2 Schriftliche Wiederholung

Die traditionelle schriftliche Wiederholung kann nach Vervollständigung des Themas durch Lesen und Bearbeiten der theoretischen Bausteine (s. Seite 8) erfolgen.

■

5.3 Bedeutung der Biografiearbeit Theorie und Arbeitsbogen

Der Theorieteil „Biografiearbeit“ wird durch fehlende „Bausteine“ vervollständigt. Die Bedeutung der Biografiearbeit kann dann wie folgt erarbeitet werden:

Methode: Die TN wiederholen oder ergänzen ihr theoretisches Wissen anhand der „Bausteine“.
Sie werden aufgefordert, die Bedeutung der Biografiearbeit unter zwei Aspekten zusammenzustellen:

Erinnern ist wichtig für den alten Menschen	Erinnerungsarbeit ist wichtig für den Begleiter

Persönliche Erfahrung: eine wichtige, persönliche und inhaltliche Reflexion.

Die Bedeutung der Biografiearbeit in der Begleitung alternder Menschen wird bewusst wahrgenommen. Biografisch geprägter Umgang mit Menschen wird als Chance zur Hinführung einer wertschätzenden Haltung erkannt.

Erinnern ist wichtig für den alten Menschen
Aussagen von Schülern:

Beispiel

- Die älteren Menschen erzählen von ihren Erlebnissen und sind mit ihren Gefühlen nicht allein.
- Wenn ein alter Mensch erzählen kann, hat er die Möglichkeit, die Erinnerungen zu bearbeiten.
- Man kann sich an schönen Erinnerungen erfreuen, sie in die Gegenwart holen und damit bewahren.
- Schon vergessene Perspektiven werden aktiviert und helfen so, die Gegenwart zu bewältigen (coping).
- Durch Erzählen werden Begebenheiten in ein anderes Licht gerückt und vielleicht nicht mehr so negativ empfunden.
- Gefühle können frei geäußert werden.
- Viele ältere Menschen sind religiös und gläubig: Der Glaube hat sie in der Vergangenheit getragen und hilft auch jetzt bei der Alltagsbewältigung, z. B. durch Gebet …
- Der alte Mensch fühlt sich besser, wenn er in seinen Handlungen verstanden wird.
- Die Einzigartigkeit eines Menschen wird sichtbar.
- Ich kann dem alten Menschen beistehen und bei ihm etwas Stolz wecken: das habe ich geschafft, ich habe mich nicht unterkriegen lassen.

- Die Bearbeitung von Erlebtem (positiv und negativ) führt zur Akzeptanz.

- Der alte Mensch macht die Erfahrung, das, was ich zu berichten habe, ist wichtig für den anderen.

Beispiel

- Das Vertrauen zur PflegerIn wird gestärkt: die Seele wird aufgemacht.

- Biografiearbeit führt zur Versöhnung mit der Vergangenheit.

Erinnerungsarbeit ist wichtig für den Begleiter:

- Dem alten Menschen neugierig zu begegnen, führt zum Kennenlernen, zu Gesprächen.

- Wissen über den Lebenslauf führt zum Abbau von Vorurteilen.

- Ich erfahre etwas von früher, mein Horizont wird erweitert, ich erkenne geschichtliche Hintergründe.

- Emotionen, Ängste und Trauer werden deutlich, ich werde sensibler und verständnisvoller.

- Ich kann mir ein Bild machen, wie die Person aufgewachsen ist, wie sie in manchen Situationen reagiert, dadurch kann ich auf die Person individuell reagieren; das Zusammensein wird einfacher, es besteht mehr Verständnis.

- Ich fühle mich erst dann als gute Altenpflegerin, wenn ich es schaffe, auf den alten Menschen einzugehen, zu fragen, warum reagiert er so, wie er es jetzt macht; ich möchte mich in den Mensche hineinversetzen, ihm verständlich machen, dass ich für ihn da bin, ihm zuhöre.

Fazit

- Ich höre so gern zu, wenn die alten Menschen erzählen, stelle mir alles vor und freue mich daran.

- Ich nehme gern einen Rat an und lerne aus den Lebenserfahrungen der alten Menschen.
- Ich möchte auch aus Gesten und Mimik lernen.
- Man lernt Eigenheiten, Abneigungen, Vorlieben kennen, die aus der Biografie zu verstehen sind.
- Bei liebgewordenen Gewohnheiten schenke ich dem Menschen ein Stück Heimat und Geborgenheit.
- Für die ganzheitliche Pflege ist die Biografie ganz wichtig.
- Biografiearbeit bringt mir ins Bewusstsein, was wichtig ist im Leben, die Liebe zueinander.
- Interesse, Neugier, Zugang, Nähe bringen besseres Verstehen – Biografiearbeit erfordert Reflexion.

Fazit

Biografiearbeit fördert die gegenseitige Annahme.
Nähe und Vertrauen können wachsen.
Bewohner und Begleiter können viel voneinander lernen. Im Mittelpunkt steht der alternde Mensch und das Bemühen um eine Atmosphäre, in der er sich geborgen fühlt. Durch das wohlwollende Interesse an der Biografie eines Menschen wird ein Prozess ausgelöst, der sich positiv auf die Beziehung auswirken kann.

Wichtig ist die Offenheit der Begleitperson für alle Arten von Erfahrungen und Gefühlen der alternden Menschen und das Bemühen um einfühlendes Verständnis für die ganz individuelle Weltsicht.

6. Handlungsorientierung

Möglichkeiten und Grenzen der Realisierung

Das wohlwollende Interesse an der Biografie eines Menschen löst bei den Beteiligten einen Prozess aus, der sich positiv auf die Beziehung auswirkt. Es liegt nahe, dass der alte Mensch in diesem Prozess nicht (mehr) Objekt einer Dienstleistung sein kann, sondern gestaltendes Subjekt in einer Beziehung ist. In der Vermittlung von Erfahrenem und Erinnertem aus einer ertragenen und erlebten Vegangenheit manifestiert sich dann die Würde des alten Menschen.

Das biografische Arbeiten mit alten Menschen führt dann zu einer großen Dankbarkeit, am Lebenswissen, an den biografisch gewachsenen Bewältigungsstilen und -strategien eines Menschenlebens teilhaben zu können. Für den älteren Menschen selbst ist der Rückgriff auf Erfahrungen im Umgang mit Konflikten oft hilfreich bei anstehenden Lebenskrisen.

Immer wieder ist die Haltung anzustreben, mit dem Schatz der Erinnerungen sensibel umzugehen, und sich zu sagen: „Ich traue dir zu, dein Leben in deiner Art zu leben – ich begleite und helfe, wenn du es willst." Echtes Interesse führt zu differenzierten Fragen. So begründet sich beim alten Menschen die berechtigte Hoffnung, dass er Spuren hinterlässt, dass das, was ihm im Leben wichtig war, nicht verloren geht, dass es weiterlebt in den Menschen, die ihm liebend begegnet sind.

Oft ist es mühsam, hinter den immer wiederkehrenden Erzählungen das zu erkennen, was dahintersteckt, was dem alten Menschen wirklich am Herzen liegt; oft ist die Grenze durch Raum- und Zeitnot gegeben. Durch Überbelastung der Begleiter schwer realisierbar. Wenn die Kompetenz nicht ausreicht, angemessen zu reagieren, ist es ratsam, einen fachkundigen Berater zu bitten, die Begleitung mitzutragen (Theologe, Psychotherapeut).

Das Geschenk

„Schau, was ich dir mitgebracht habe", sagte sie und schob der alten Frau den Karton hin, einen unansehnlichen Karton, flach, ein wenig fleckig und an den Ecken abgestoßen.

Erst hatte sie noch einen anderen suchen wollen, doch dann hatte sie es gelassen. Es hatte sowieso keinen Zweck. Sie fand keinen anderen, und es lohnte sich auch nicht, einen schöneren zu suchen.

Vielleicht würde die alte Frau ihn nur ansehen, zur Seite schieben und „später" murmeln. „Später, wenn ich Zeit habe, mache ich ihn auf". Sie hatte sich fest vorgenommen, es diesmal nicht damit gut sein zu lassen. Sie wollte diesmal darauf dringen, daß die alte Frau den Karton aufmachte. Schon so oft war es ihr passiert, daß sie ein Geschenk gesucht hatte, eines, um das sie sich viele Gedanken gemacht hatte und viele Wege gelaufen war, vorher.

Jetzt war sie etwas müde geworden, hatte sich resigniert eingestanden, daß sie die alte Frau nicht oder nur ganz, ganz selten erreichen konnte. Die alte Frau, die vor hundert Jahren einmal ihre Mutter gewesen war, lebte in einer anderen Welt, hatte schon immer dort gelebt. Niemand hatte Zutritt zu dieser Welt, nur der Mann der alten Frau, ihr Vater, wenn er da gewesen wäre und ihr Vater hätte sein können, der hätte Zugang gehabt. Aber den gab es nicht mehr, gab es nur in den Gedanken der alten Frau und in den verschwommenen Kindheitserinnerungen der jungen. Nie hatte sie die Bemühungen ihrer Tochter um Liebe und Anerkennung angenommen; nein, angenommen schon, sogar aufgebraucht, aufgesogen und verzehrt, aber nicht wirklich wahrgenommen.

Und doch hatte diese immer wieder den dringenden Wunsch gehabt, ihr ein Geschenk zu machen, irgend etwas zu geben, das der alten Frau zeigte, wie sehr sie sie liebte. Diesmal war es ihr gelungen, das spürte sie. Es mußte gelungen sein.

Diesmal hatte sie den Einfall mit den Gräsern gehabt. Sie hatte einen Kranz aus Wiesengräsern geflochten, voll Eifer hatte sie die verschiedensten Gräser zusammengesucht – schließlich sollte die Mutter, wenn sie ihn sah, daran erinnert werden, wie sie selbst früher barfuß über Wiesen gelaufen war. Sie hatte den fertigen Kranz besprüht, damit er nicht ausstäubte, hatte ihn in die Schachtel gepackt und war, zögernd und gleichzeitig aufgeregt, hergefahren.

Die alte Frau besah die Schachtel, drehte sie zur Seite, befingerte die Schleife, wollte witzig sein und bemerkte trocken: „Alte Schachtel zu alter Schachtel – gleich zu gleich."
„Auf den Inhalt kommt es an", meinte die Junge und spürte, wie sich ihr Magen verkrampfte.
„Soll ich Kaffee machen", fragte die Tochter, drängte nicht mehr darauf, daß die Schachtel geöffnet wurde, schob sie auf dem Tisch zur Seite und holte Kaffeetassen aus dem Schrank. Schweigend tranken sie Kaffee. Die Alte wußte nichts zu erzählen, die Junge wollte und konnte nicht mehr reden. Zu oft hatte sie geredet in vergangenen Tagen, erst, um einen Weg zu finden, später, um Zeit zu überbrücken. Sie trank ihren Kaffee und fragte endlich: „Kann ich dir noch etwas helfen, bevor ich heimfahre?" „Ja, mach die Schachtel auf", sagte die Mutter.

„Nein", erwiderte die Tochter, nur nein sagte sie, sonst nichts. Dann war es wieder still zwischen den beiden.
„Ich fahre jetzt, bis demnächst."
„Warte", sagte die Mutter, „warte, ich habe dein Geschenk noch nicht gesehen." Die Tochter stellte sich ans Fenster, schaute nach draußen und nahm die Geräusche des Zimmers mit allen Sinnen wahr. Sie hörte das schlurfende Heranziehen der Schachtel, hörte förmlich, wie sich die Finger mit der Kordel beschäftigten, vernahm, wie der Deckel hochgehoben und dann zur Seite gelegt wurde – dann war Stille! Eine lange Stille, anders als vorhin, eine Stille, die lebte.

Die Tochter drehte sich um, sah ihre Mutter am Tisch sitzen, mit alten Händen vorsichtig über den Kranz streichen, den Duft von abgeschnittenem Gras einatmen. Zärtliche Freude hatte sich über ihrem Gesicht ausgebreitet, so wie die Tochter es noch nie gesehen hatte, Freude, die wehrlos machte, sich verströmte und übersprang. „Wann kommst du wieder?“, fragte die Mutter. „Bald“, antwortete die Tochter, „bald“.

Gertrud Hildebrandt

aus: ©Wir zwischen Himmel und Erde, 30 Kurzgeschichten. Zusammengestellt aus den Einsendungen zum Bettina-von-Arnim-Preis 1992 von Ulrike Bauer. München 1992 (Brigitte-Buch bei Mosaik).

Literatur

Das Alter – Einführung in die Gerontologie Reimann, Reimann, Enke, Stuttgart 1994

Das 20. Jh. in Wort und Bild, Neckarsulm, Mixing 1999

Älterwerden und Lebensgestaltung, Fernstudium EKD, S.78 ff., 1996

Auer, Alfons: Geglücktes Altern Herder, Freiburg 1995

Blimblinger, E. u.a.: Lebensgeschichten – Biographiearbeit mit alten Menschen Vincentz, Hannover 1994

Coleman, P.: Erinnerung und Lebensrückblick im höheren Lebensalter, in: Gerontologie und Geriatrie 30, S.362 ff., Steinkopff 1997

Falk, Juliane: Leben in der 1. Hälfte unseres Jahrhunderts, 1992, in: thema KDA

Fooken, Insa: Zur Intimitätsentwicklung älterer Ehepaare aus der Perspektive der Lebensspanne, in: R. Schmitz-Scherzer u. a.: Altern – Ein lebenslanger Prozeß der sozialen Interaktion / Steinkopff Darmstadt 1990

Fooken, Insa: Das „dritte Lebensalter" – Neue Bereitschaft zum freiwilligen Engagement? Eine Befragung zu Lebenslagen und Lebensperspektiven 55-70jähriger Bürgerinnen und Bürger in der Stadt Siegen 2001

Höckendorff, V.: Mit 14 kam ich in Stellung, Fenske, Pinneberg 2001

Kauffeldt, S. u. a.: Psychologische Grundlagen der Altenarbeit, Dümmler, Bonn 1994

Kruse, A. : Psychologisch – anthropologische Beiträge zum Verständnis des Alternprozesses in: Schmitz-Scherzer u. a., Altern: ein lebenslanger Prozeß der sozialen Interaktion, Steinkopff, Darmstadt 1990

Kruse, A.: Zeit, Biographie und Lebenslauf, in: Gerontologie, Geriatrie / 33, 1, 2000, S. 90 ff. Steinkopff

Lehr, U.: Psychologische Aspekte des Alterns, in: Das Alter, Reimann / Reimann: Einführung in die Gerontologie, Enke, Stuttgart 1994

Lohmann, R.: Life Review: Förderung der Entwicklungspotentiale im Alter , Gerontologie / Geriatrie 28, S.236 ff. Steinkopff, 1995

Mohr, G.H.: Von wegen altes Eisen, Herder, Freiburg 1989

Mulhaupt, H.: Bratäpfel – Geschichten, Bonifatius, Paderborn 1999

Muthaupt, H.: Wie`s früher in der Schule war Bonifatius, Paderborn 2000

Osborn, C. u.a.: Erinnern – Eine Anleitung zur Biographiearbeit mit alten Menschen, Lambertus, Freiburg 1997

Pro Alter: 4 / 97 Internationale Modelle zur Biographiearbeit und Erinnerungspflege – 1 / 99 Erinnerst Du Dich noch? Fachmagazin des Kuratoriums Deutsche Altershilfe

Rasehorn, H,: Reise in die Vergangenheit, Vincentz, Hannover 1991

Robrecht, I.: Auseinandersetzung mit Konflikten und Belastungen in verschiedenen Lebensaltern, in: Zeitschrift für Gerontologie und Geriatrie / 2/94, S. 94 ff.

Ruhe, H. G.: Methoden der Biographiearbeit, Beltz Verlag / Weinheim und Basel 1998

Schmidt-Hackenberg, U.: Wahrnehmen und Motivieren, Vincentz, Hannover 1996

Schweppe, C.: Biographisierung der Altersphase und Biographieorientierung in der Sozialen Arbeit / Gerontologie / Geriatrie 31 / 5, S. 325 ff. Steinkopff, Darmstadt 1998

Skiba, A.: Altern: Altern: Biographie und Geschichte, S. Roderere Verlag Regensburg 1997

Stracke-Mertes, A.: Was der alte Mensch heute ist, ist er geworden. Zeitschrift Altenpflege, 3 / 1994, S. 174 ff.

Trilling, A.: Ein internationales Fest der Erinnerung, in: Altenpflege 2 / 94 Vincentz, Hannover

Wahl, H.W.: Angewandte Gerontologie in Schlüsselbegriffen, Kohlhammer Berlin 2000

Wenzel-Orf, H.: Mit hundert war ich noch jung – die ältesten Deutschen Econ, 2000

Wiater, W.: Erwachsenenbildung und Lebenslauf, Ernst Vögel, München 1994